名中医传承

陈雷针灸临床医案集

陈　雷　冯鑫鑫　主编

上海科学技术出版社

图书在版编目（CIP）数据

名中医传承. 陈雷针灸临床医案集 / 陈雷，冯鑫鑫主编. -- 上海：上海科学技术出版社，2025.6.(2025.10重印)
ISBN 978-7-5478-7182-9

Ⅰ. R249.7
中国国家版本馆CIP数据核字第20252DQ151号

名中医传承：陈雷针灸临床医案集

陈雷　冯鑫鑫　主编

上海世纪出版(集团)有限公司
上海科学技术出版社　出版、发行
(上海市闵行区号景路159弄A座9F-10F)
邮政编码201101　www.sstp.cn

上海颛辉印刷厂有限公司印刷

开本 889×1194　1/32　印张 9.25
字数：248千字
2025年6月第1版　2025年10月第3次印刷
ISBN 978-7-5478-7182-9/R·3282
定价：88.00元

本书如有缺页、错装或坏损等严重质量问题，
请向工厂联系调换

内容提要

本书精选浙江省名中医陈雷教授从医 30 余年的针灸诊疗医案，涵盖常见痛证、内科病证、皮外伤科病证、妇科病证、儿科病证、五官科病证六大专科，共约百则典型医案。全书以脏腑经络辨证结合辨病为核心，系统阐释"三辨"整体观"理、法、方、穴、术一致"等创新理论，展现精准取穴、握针如虎、惊针方止等特色技法。每案从病机剖析入手，结合君臣佐使配穴法则与得气手法要诀，完整呈现诊疗全流程，既传承传统经典思维，又融入现代医学理念。本节旨在为临床医师及中医院校师生提供兼具理论深度与实践价值的针灸诊疗范本，助力中医针灸学术传承与创新发展。

编委会

主　编　陈　雷　冯鑫鑫

副主编　胡海宇　张焕军　余　毅　杜小娜

编　委（按姓氏拼音排序）
　　　　　刘建勋　刘骏达　毛晓雯　上官育波
　　　　　王　上　徐永亦　章　帆

自　序

　　风驰电掣,蹑景追飞。三江奔涌,逝者如斯。问道岐黄,倏忽已近卅载。持针搓艾,孜孜将至耳顺。昔初窥明堂,未识门径,唯以昼夜悟思,印《内》《难》精义。尝求学钱塘,虽无家传,幸有名师良朋,参医理真邃。然既至业成,自揣浅陋,施针遣药,常恐不逮,故进谋病原,苦心孤诣,退求经旨,焚膏继晷。渐而能见病知源,应针药而取效,虽奇病委治,亦奏效而甚捷,因医名有著,多奔走而求诊。仁人君子,济世利民,得入此门,救厄保身,幸甚至哉!

　　医学发源,始于灵枢,岐黄问对,先立针经。故秦医和、缓,扁鹊、华佗,乃至医圣仲景、思邈真人,皆精针灸而号神医。昔黄帝再拜受针于岐伯,虽流连战火,晚清偏废,西学媲之,但法不绝而存至今。说者谓:受法先人,亲承弓冶,业乃精固也。针灸之术源远流长,在以继承为重,又能创新不羁,虽有门户之见,却能博参众师,衷中参西;针灸之理深邃幽微,在以精研不辍,深悟有得,积水成渊,传薪绵延。故针灸之术,立于法,执于方,行于思,成于效,广于传。

　　人常云:方以取效,不拘古方、时方;法循理定,奚关出自庶人、名家。余承业经年,勤读细思,未尝中辍,理、法、方、穴、术,或有创见;销针灼艾,谨守机要,瘫、痛、郁、痹、厥,常见效验。持身如持针,必直而端,守心如守神,无慕于外。用思于术,含韵于身,每有所寻,悉心教之,同行弟子,师友相庄,但有进益,于民惠矣。

　　然法有尽,而用法之巧无尽!今吾辈视先辈,犹如后辈视吾辈!故不揣鄙陋,撷临床诊治之效案,浅表心得体会之语,以冀能明疾病诊断,析腧穴主治,辨治疗机理!列病立方,释惑于然,言而有征,验而不忒,阐方证于案按,理术同论,融理法于实践,鱼渔双授!虽未及他山之石,难见真谛,姑作垒土而为高阁,权当垫脚以登灵台。

"门人半知己",室内后辈殆不弃予,观余下针之时,凝神以察候,定志以审穴,若薪传火,其机俱在,揣摩变通!或据见以按,或括其大略,或补之未逮,随选随录,集为此帙。然以余及门人绠短褚小,见浅识陋,弗能钩玄烛幽,择瑕求疵,唯愿读者能去芜存菁,取良避莠,学有所得且改而正诸,余愿足矣。

是为序。

陈 雷
甲辰季春于甬上

前　言

自古以来,医者仁心,悬壶济世。中华医学源远流长,博大精深,其精华在于对生命之道的深刻洞察与独到理解。

浙江省名中医陈雷在针灸临床、教学和科研工作中倾注了极大的热情和精力,不断实践、领悟、总结、再实践,师古而不泥古,逐渐形成了自己独特的诊疗方法和理论体系。陈雷名老中医擅长应用中医思维,将西医学技术为己所用,脏腑、经络辨证和辨病相结合,形成一套新的、全面的、精细的、更为科学的辨证论治体系。陈雷名老中医重视查体,明确病性、病位,深谙穴性,取穴精简,强调针灸处方的君、臣、佐、使,倡导理、法、方、穴、术一致,使针灸诊治过程条清缕晰。陈雷名老中医强调完整的辨证、辨病、辨经络论治的"三辨"整体观,奉行"精准取穴""握针如虎"的施治理念,注重"得气",擅长手法,强调"惊针方止",形成了独特的针刺技法。

自陈雷名中医专家传承工作室建立伊始,其成员便致力于跟随陈雷名老中医深入学习,对既往的临床资料进行深度剖析,系统整理陈雷名老中医的论文、著作、医案、医话等珍贵资料。同时,通过深入访谈这位资深老中医,成员们得以深入理解和领悟其丰富的临床经验。在陈雷名老中医的亲自指导下,这些临证经验得以精心修正、提炼与升华,进而形成一套独特的学术思想体系。这一体系的建立,不仅为后辈医者提供了宝贵的学习和继承的财富,也为他们在临床实践中进行创新应用提供了坚实的理论支撑,有大推动了中医药事业的持续发展与繁荣。

本书旨在传承陈雷名老中医临床经验之精髓,以常见痛证、内科病证、皮外伤科病证、妇科病证、儿科病证、五官科病证为纲,记录大量临床验案,深入剖析陈雷名老中医对中医理论的领悟、对疾病诊断和治疗的见解及对穴性、针法的新经验,提炼总结陈雷名老中医的临证经验与诊治思路,既注重理论阐述,又兼顾实践应用,以供读者借鉴与参考。

总之,本书汇集陈雷名老中医临床典型医案,既适合医学专业人士参考学习,也适合广大读者阅读了解。通过阅读本书,读者可以深入了解常见痛证、内科病证、皮外伤科病证、妇科病证、儿科病证、五官科病证的针灸特色诊疗思路与方法。

陈雷名老中医传承工作室

目 录

第一章 常见痛证

一、头痛 ……………………………………………… 3
二、颞下颌关节功能紊乱 …………………………… 10
三、面痛 ……………………………………………… 13
四、落枕 ……………………………………………… 17
五、漏肩风 …………………………………………… 21
六、痛风 ……………………………………………… 25
七、肘劳 ……………………………………………… 28
八、颈椎病 …………………………………………… 34
九、坐骨神经痛 ……………………………………… 38
十、膝骨性关节炎 …………………………………… 41
十一、急性腰扭伤 …………………………………… 43
十二、急性踝关节扭伤 ……………………………… 46

第二章 内科病证

一、中风 ……………………………………………… 51
二、高血压病 ………………………………………… 54
三、低血压病 ………………………………………… 56
四、面瘫 ……………………………………………… 58
五、面肌痉挛 ………………………………………… 61

六、颤证 …………………………………………… 64
七、痴呆 …………………………………………… 67
八、不寐 …………………………………………… 70
九、心悸 …………………………………………… 73
十、感冒 …………………………………………… 76
十一、咳嗽 ………………………………………… 78
十二、哮喘 ………………………………………… 80
十三、消渴 ………………………………………… 83
十四、胃痛 ………………………………………… 86
十五、呕吐 ………………………………………… 91
十六、呃逆 ………………………………………… 94
十七、泄泻 ………………………………………… 98
十八、便秘 ………………………………………… 102
十九、胁痛 ………………………………………… 107
二十、水肿 ………………………………………… 111
二十一、癃闭 ……………………………………… 113
二十二、淋证 ……………………………………… 117
二十三、尿失禁 …………………………………… 121
二十四、遗精 ……………………………………… 126
二十五、阳痿 ……………………………………… 129
二十六、男性不育 ………………………………… 133

第三章 皮外伤科病证

一、斑秃 …………………………………………… 137
二、蛇串疮 ………………………………………… 141
三、痤疮 …………………………………………… 145
四、瘾疹 …………………………………………… 150
五、疔疮 …………………………………………… 154
六、扁平疣 ………………………………………… 156

七、神经性皮炎 ·········· 159
八、丹毒 ·········· 162
九、腱鞘囊肿 ·········· 167
十、痄腮 ·········· 170
十一、乳痈 ·········· 173
十二、乳癖 ·········· 175

第四章 妇科病证

一、月经不调 ·········· 181
二、痛经 ·········· 184
三、经闭 ·········· 187
四、崩漏 ·········· 190
五、绝经前后诸证 ·········· 193
六、带下 ·········· 196
七、不孕 ·········· 198
八、胎位不正 ·········· 201
九、妊娠恶阻 ·········· 203
十、阴挺 ·········· 205
十一、产后尿失禁（压力性尿失禁） ·········· 207
十二、子宫肌瘤 ·········· 209

第五章 儿科病证

一、小儿抽动症 ·········· 215
二、小儿脑性瘫痪 ·········· 219
三、疳证 ·········· 222
四、小儿咳嗽 ·········· 226
五、小儿积滞 ·········· 229
六、遗尿 ·········· 232

七、夜啼 ·· 235
八、小儿便秘 ·· 238

第六章　五官科病证

一、急性结膜炎 ·· 243
二、睑腺炎 ·· 247
三、眼肌痉挛 ·· 250
四、近视 ·· 253
五、干眼症 ·· 255
六、视神经萎缩 ·· 259
七、麻痹性斜视 ·· 263
八、过敏性鼻炎 ·· 266
九、声带麻痹 ·· 268
十、耳鸣、耳聋 ·· 270
十一、上睑下垂 ·· 276

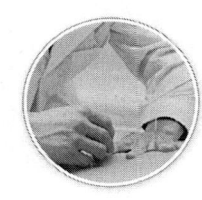

第一章 常见痛证

一、头痛

验案 1

斯某,男,40 岁,2011 年 9 月 21 日初诊。

主诉 头痛反复发作半年,加重 1 个月。

现病史 患者半年来头痛反复发作,发作时整个头部均感疼痛,曾自行服用止痛片(具体不详),治疗效果不佳,后曾就诊于某诊所,予以中药调理治疗,头痛仍时断时续、反复发作。近 1 个月来,患者因工作压力较大,头痛症状进一步加重。头痛发作时,患者坐立难安,饮食欠佳,并伴有恶心呕吐、夜间难以入睡等症状,头痛需 2～3 天方能自行缓解。头颅 MRI 检查无殊;TCD 检查示:大脑中动脉流速缓慢。患者平日工作压力大,容易心烦,嗳气,睡眠欠佳、饮食欠佳,二便无殊,舌质红苔薄,脉细涩。

诊断 中医诊断:头痛(肝郁气滞);西医诊断:血管性头痛。

治则 疏肝解郁,通络止痛。

治疗 针刺四关、风池、阳陵泉、三阴交,平补平泻,留针 30 分钟。针刺后,患者诉头清目明,周身轻快许多。

2011 年 9 月 28 日二诊。经针灸治疗后,头痛明显缓解,情绪好转,食欲渐增。舌质红苔薄,脉细。辨证得当,守法继进。上方去阳陵泉,加足三里。

坚持治疗 3 个月后,头痛缓解,情绪条畅,夜寐安,二便调,舌质红苔薄,脉细,病情基本痊愈,仍嘱患者保持心情开朗。

按 语

头痛的发病机制复杂,现代医学又将其分为原发性头痛、继发性头痛、颅神经痛、中枢和原发性面痛及其他头痛。血管性头痛是由脑血管舒缩功能障碍、大脑功能活动紊乱、脑血管痉挛、脑血流量减少等引起的疾病,其病程长,病情常反复发作,顽固难愈。目前,已发现血管性头痛发作与5-羟色胺有一定的关系,故认为本病可能是一种人体内分泌和代谢失调所致的血管舒缩功能障碍性疾病。

血管性头痛在中医学属"头痛"范畴,也有"头风""脑风"之称。中医学认为,头痛之病因多端,但不外乎外感和内伤两大类。盖头为"诸阳之会""清阳之府",又为髓海所在,凡五脏精华之血和六腑清阳之气,皆上注于头。外感多由于六淫邪气,上犯巅顶,邪气稽留,阻抑清阳,内伤头痛则与肝、脾、肾三脏失调有关,导致气血逆乱,瘀阻经络,脑失所养,发生头痛。诚如《医碥·头痛》说:"头为清阳之分,外而六淫之邪气相侵,内而脏腑经脉之邪气上逆,皆能乱其清气,相搏击而致痛,须分内外虚实。"此病案患者由于平素工作压力大,肝气郁结,气血运行不畅,头窍失养,不通则痛,心神失养,伴睡眠差,郁而化热则心烦。治疗以疏肝解郁、通络止痛为先,选四关穴之合谷、太冲,分别为手阳明、足厥阴之原穴,合谷穴偏于补气、调气、活血,太冲穴偏于补血、调气、调血,共奏调理脏腑、平衡阴阳、疏肝理气、行气活血、通络止痛之功效;风池为足少阳胆经穴,同时又是与阳维脉之交会穴,针刺风池可通络止痛,清利头目,醒脑通窍,为治疗头痛要穴,《胜玉歌》曰:"头风头痛灸风池。"阳陵泉、三阴交可疏肝、调肝、养肝,共同使用,头痛即止。

验案 2

陈某,男,35岁,2006年9月12日初诊。

主诉 每逢中午12点头痛3个月。

现病史 患者3个月前中午与人谈判后出现头痛,主要为前额及颞部胀痛,伴心烦气躁,服用止痛片可缓解,但次日又发作。平素工作紧张,纳食、二便可,口苦,舌淡红苔薄,脉弦。

诊断 中医诊断:头痛(经气阻滞);西医诊断:血管性头痛。

治则 疏通经络,行气止痛。

治疗 针刺太阳、内关、合谷、太冲、足三里。平补平泻,留针30分钟。

经1次治疗后,患者头痛略缓解,但仍感烦躁。第2次治疗,在前方基础上加用风池穴,效果明显。10次治疗后,患者头痛痊愈。

按 语

血管性头痛主要以对症治疗为主,常用的西药可分为麦角胺类(麦角胺等)、曲普坦类(舒马曲普坦等)、钙离子拮抗药(尼莫地平等)、谷维素或糖皮质激素,但疗效不甚满意。也可针对其发生的机制进行治疗,如纠正颅内压、收缩扩张的血管、松弛收缩的肌肉和封闭神经等。

头痛辨证分为外感和内伤,外感头痛多实证,内伤头痛多虚证,而疼痛部位不同,经脉循行归经也不同,头项痛属太阳经、偏头痛属少阳经、前额痛属阳明经、首如裹头沉重紧箍而痛属太阴经、脑内痛属少阴经、巅顶痛多属厥阴经。所以在临床上辨证辨经准确,治疗得当,才能疗效明显。

此病案患者之头痛是由于中午紧张工作后发病,部位在前额和颞部,且每在中午12点发作。前额为阳明所主,手阳明止于面,足阳明起于面部,颞部为胆经所过,肝胆互为表里。另外,一昼夜的日中(正午)为阳中之阳,又称重阳。由于患者在中午紧张工作,少阳、阳明经气郁滞,故发头痛,每当正午阳旺之时阳气不得伸展,经气阻滞加重,每每头痛发作。所取穴位太阳穴为经外奇穴,属于少阳经分布区,上临足阳明,下临手太阳,具有疏通头部气血瘀滞的作用,为治疗头痛的有效穴位,可用于治疗一切内伤、外感引起的头痛;内关穴为手厥阴心包经络穴,八脉交会穴,通于阴维脉,能调节阴经平衡,加强疏肝柔肝、缓解紧张的作用;取四关穴(太冲、合谷)理气解郁,原穴是调整人体气化功能的要穴;足阳明胃经合穴足三里健脾胃、补气血、行气血,《素问·调经论篇》曰:"人之所有者,血与气耳。"人体活动离不开气血,在发生病变时,也不外乎气血,气为血之帅,血为气之母,气血流通,头痛即止。

验案 3

张某,男,49 岁,农民,2021 年 3 月 8 日初诊。

主诉 前额头痛 3 年余。

现病史 患者 3 年前天气寒冷时骑电瓶车外出时感受风寒,出现前额头痛。3 年来,头痛缠绵不愈,曾先后用中西药物及针灸治疗,均未见效。现前额部酸痛,拘紧,恶寒喜暖,遇冷加重,转头时头痛加剧。痛时用手轻轻叩击局部,头痛可稍缓解。检查神清体健,反应敏捷,面色正常,双侧瞳孔等大同圆,对光反射存在。舌质淡红,苔薄白,脉浮弦。

诊断 中医诊断:头痛(风寒袭络型);西医诊断:血管性头痛。

治则 祛风散寒,温经止痛。

治疗 针刺头维、厉兑,平补平泻,每次留针 20 分钟。头维穴针刺后,局部有热感。另外,在前额部"阿是穴"配以火针点刺,每次刺 5~6 穴。

经上法 1 次治疗后,头痛明显减轻,2 次后疼痛基本消失,3 次后痊愈。观察 1 月余,再未复发。

按 语

血管性头痛,指脑血管舒缩功能障碍及大脑皮质功能失调,或某些体液物质暂时性改变所引起的临床综合征。以一侧或双侧阵发性搏动性跳痛、胀痛或钻痛为特点,可伴有视幻觉、畏光、偏盲、恶心呕吐等血管自主神经功能紊乱症状。血管性头痛分为原发性和继发性两大类。因头部血管舒缩功能障碍引起的头痛,称为原发性头痛,包括偏头痛、丛集性头痛等;明确为脑血管疾病所致的头痛,称为继发性头痛,包括高血压、蛛网膜下腔出血、脑卒中、颅内血肿、脑血管炎等所引起的头痛。

血管性头痛在中医学属"头痛"范畴,也有"头风""脑风"之称。中医学认为,头痛之病因多端,但不外乎外感和内伤两大类。盖头为"诸阳之会""清阳之府",又为髓海所在,凡五脏精华之血和六腑清阳之气,皆上注于头。外感多由于六淫邪气,上犯巅顶,邪气稽留,阻抑清阳;内伤头痛则与肝、脾、肾三脏失调有关,导致气血逆乱,瘀阻经络,脑失所养,发生头痛。

此病案患者因外出时感受风寒外邪,致使气血凝滞,经气运行不畅所致。寒邪凝于经络未去,故头痛缠绵不愈;寒性收引,故头痛拘紧;寒邪易伤阳气,故头痛遇冷加剧,得热缓解。故治宜祛风散寒,温经止痛。头维乃足阳明、足少阳和阳维脉之会穴,针刺该穴可以疏调局部之经气,并以热手法,达到祛风散寒、止痛之目的;厉兑穴为足阳明胃经井穴,针刺厉兑,使经脉疏通,引病下行而祛出体外。更配合局部"阿是穴"用火针点刺,因火热炎上,有较强的温经散寒之力。诸穴合用,使寒邪得除,经气得通,故头痛愈也。

验案 4

王某,男,34 岁,2021 年 3 月 21 日初诊。

主诉 右侧头痛发作 10 余年,加重 2 年。

现病史 20 来岁时右侧头部被重物击伤,右侧眼眶局部瘀血,几天后瘀血被吸收,但出现右侧头部隐痛,持续 10 余年,未予治疗。近两年来,右侧头部呈闪电样刺痛,疼痛多在午后、晨起时发作,阴雨天加重,每次发作持续 30 秒钟左右,疼痛加重时用手指按压可减轻。查体神志清楚,言语流利,舌质红,脉弦细。血压 116/86 mmHg,头部 CT 未见异常。

诊断 中医诊断:脑外伤头痛(瘀血阻络型);西医诊断:脑外伤头痛。

治则 活血化瘀,通经止痛。

治疗 针刺膈俞、委中、阳陵泉。留针 20 min。针刺膈俞患者有柔和酸胀之针感,针委中患者有触电样感觉,针阳陵泉患者有较强酸胀感,有上述感觉者是谓得气,气至病所。

针刺 2 次后头痛缓解,又针刺 3 次以巩固疗效。随访 3 个月,头痛再未发作。

按 语

外伤性头痛患者有明确的外伤史,典型临床症状为局部胀痛或刺痛,痛处固定不移,头痛呈阵发性,多因兴奋、用力、弯腰等诱发。常伴有头晕、头昏、恶心、烦躁易怒等情绪波动及神经、精神症状,多数患者经治疗或休息后得到缓解,少数患者的症状可迁延数月或更长。外伤性头痛的原因比较复杂,一般多与暴力造成的颅骨骨折、颅内血肿、脑挫裂伤等有关。现代医学将引起本病的原因分为颅内因素与颅外因素两种。受伤局部头皮组织损伤所引起的疼痛;颈椎损伤者,颈神经受损而造成一侧耳后或枕部疼痛,颈部肌肉持续性收缩而造成的非搏动性头痛;意外事故(外伤)后精神刺激所引起的头痛。

中医学认为外伤性头痛是因头部外伤后局部经脉瘀阻,气血不通,脑失所养而致,属中医脑病的"瘀血头痛"。

此病案患者系外伤损络,血瘀气滞,阻塞脉络,故见头痛经久不愈,虽未见有舌质紫暗或舌有瘀斑、脉涩等血瘀之舌脉之象,但根据其痛有定处,其痛如刺的症状来判断,是血瘀头痛无疑。治宜活血化瘀,通经止痛。膈俞乃八会穴之血会,委中为膀胱经之合穴,二穴相伍,有较强的活血化瘀之功,阳陵泉为足少阳胆经之合穴,因其痛在侧头,属少阳之位,故针之以疏通少阳经气,活血化瘀而止痛。虽取穴少,但力专而宏,故能收良效。作者在临床中治疗脑外伤后头痛多例,皆用此法,无不收效。

二 颞下颌关节功能紊乱

验案

廖某,女,24岁,2021年7月10日初诊。

主诉 患者右颞部酸痛,活动受限4天。

现病史 患者4天前熬夜后突发右颞部酸痛,咀嚼食物、张口时症状明显且活动受限,仅能进食稀粥。患者起初以为是牙痛发作便就诊于口腔科,口腔科考虑为"颞下颌关节炎",予"双氯芬酸钠缓释片"75 mg口服每日一次后患者咀嚼及张口功能有所好转,但仍有明显颞部酸胀不适感,故特来求诊。患者近期工作繁忙,少有休息,无明显头晕头痛,纳食一般,夜寐不宁,小便正常,大便干。查体:右颞髁状突压痛(+),张口轻微酸痛,张口时下颌无偏歪;颈软,颈椎活动度正常,寰枢关节触诊无压痛。舌质淡,苔薄白,舌下脉络色红,脉弦涩。

诊断 中医诊断:颌痛病(气滞血瘀证);西医诊断:颞下颌关节炎。

治疗 针刺下关(右)、颊车(右)、听宫(右)、合谷(左),泻法,留针30分钟。

患者第一次治疗结束时便觉颞部酸痛明显减轻,仅有轻微张口异样感,嘱患者注意休息,避免冷空调直吹面部,适度面部热敷,尽量进食软物;2日后患者复诊,诉颞部酸痛几乎消失,咀嚼正常,仅有轻微张口酸胀感,继续上方针刺,治疗后患者诉症状几乎痊愈。

按 语

  颞下颌关节功能紊乱是指因外伤、劳损、寒冷刺激或周围组织炎症波及等因素导致咀嚼肌疲劳、炎症反应或颞下颌关节各组成结构之间运动失常而引起的疼痛、弹响、肌肉酸痛、张口受限等症状为表现的病症,多为单侧发病。流行病学统计显示,本病多发于青壮年,女性略多于男性,轻者仅表现为颞下颌关节炎,临床症状表现为颞颌关节处酸胀痛,咀嚼、张口动作时症状明显,多数患者会误以为牙痛发作。颞下颌关节由下颌骨髁突、颞骨关节面、二者之间的关节盘、关节周围的关节囊和关节韧带构成,受咬肌神经及耳颞神经的耳前支支配。现代医学认为,颞下颌关节功能紊乱主要是颞下颌关节盘移位所导致的,具体说来是指关节盘与关节窝、关节结节以及髁突相对位置发生改变,并影响运动功能,分为可复性盘前移位和不可复性盘前移位。本病病因分为三大类,包括局部创伤因素、咬合关系紊乱因素以及社会心理因素,咬合关系紊乱是导致关节盘移位的核心因素,各种先后天性的关节损伤、牙齿损伤或畸形、过度紧张导致的异常咬合均会导致本病的发生。本病分为可复性盘前移位和不可复性盘前移位两种,前者采用牙垫治疗后疗效尚可,后者不仅需要牙垫矫正还需进行手法复位,必要时手术治疗。无论可复性还是不可复性,本病急性期多表现为明显的局部炎症症状,疼痛及咬合障碍明显,常选择非甾体消炎药及肌松剂进行对症治疗。

  本病属中医学"颌痛""颊痛""口噤不开"等范畴,多因外感寒湿之邪,痹阻面部经筋,故口噤不开;或咀嚼硬物、暴力打击致气血瘀滞于面部经筋,不通则痛。病位在面部经筋,急性期病性属实。针灸治疗该病历史久远,《针灸甲乙经》有云:"颊肿、口急、颊车骨痛、齿不可以嚼,颊车主之。"《备急千金要方》丰富了针灸取穴,其记载到:"下关、大迎、翳风,主口失欠。"到《针灸大成》关于本病的取穴已相当完备:"牙关脱臼,颊车、百会、承浆、合谷。"

本病针灸取穴突出"简、便、效、廉"。下关、颊车、听宫均为局部取穴,泻法强刺激起疏通局部气机之效。"大肠手阳明之脉……从缺盆上颈贯颊,入下齿中,还出挟口,交人中,左之右,右之左,上挟鼻孔。是动则病,齿痛,颈肿。"合谷为手阳明之原穴,为四总穴"面口合谷收",取对侧合谷为循经远端取穴,加强理气之效。诸穴合用,共奏理气止痛之功,适用于颞下颌关节紊乱炎症期,属"八法"中的"消法"。

三 面痛

验案 1

褚某,女,45岁,2022年9月12日就诊。

主诉 右侧面部疼痛3个月,加重2周。

现病史 患者近3个月来,右侧面部从下唇到鼻旁、目内眦,呈发作性放射样剧烈疼痛,每次持续0.5~1分钟。经住院治疗后症状改善。2周前因感冒发热面痛复作,疼痛部位还向前额放射,疼痛性质呈窜痛、灼痛,发作频繁。可因风吹、漱口、说话、轻微触碰痛处而诱发。经住院综合治疗无效。检查:精神萎靡,面容痛苦、面色少华。其疼痛部位为右侧第一、二、三支混合作痛,右鼻旁扳机点明显。舌质红,苔薄黄,脉弦数。问有尿黄,大便干结难下。

诊断 中医诊断:面痛(肝胃郁热型);西医诊断:三叉神经痛。

治则 清泻肝胃肠火,通经止痛。

治疗 疼痛发作时,针丰隆(双)、迎香(右)、禾髎、承泣。疼痛间歇时,毫针刺四关(合谷、太冲)。用粗毫针行针得气后,皆用泻法,留针30分钟,留针期间运针3次,两组穴位操作相同。共10次获愈。

按 语

三叉神经痛是最常见的颅神经疾病,以一侧面部三叉神经分布区内反复发作的阵发性剧烈痛为主要表现,三叉神经痛的病因及发病机制,至今尚无明确的定论,各学说均无法解释其临床症状。目前为大家所支持的是三叉神经微血管压迫导致神经脱髓鞘学说及癫痫样神经痛学说。右侧多于左侧,疼痛由面部、口腔或下颌的某一点开始扩散到三叉神经某一支或多支,以第二支、第三支发病最为常见,第一支者少见。其疼痛范围绝对不超越面部中线,亦不超过三叉神经分布区域。偶尔有双侧三叉神经痛者,约占3%。三叉神经痛可分为原发性(症状性)三叉神经痛和继发性三叉神经痛两大类,其中原发性三叉神经痛较常见。现代常用治疗方案卡马西平对70%的患者止痛有效,但大约1/3的患者不能耐受其嗜睡、眩晕、消化道不适等副作用,部分患者也会求助于手术治疗。

三叉神经痛属于中医"面风痛""面颊痛"范畴,本病的发生常与外感邪气、外伤、情志不调等因素有关。本病病位在面部,与手、足三阳经,以及足厥阴肝经有密切关系。基本病机是面部经络气血阻滞,不通则痛,无论是外感邪气,还是情志内伤、久病或外伤成瘀,导致面部经络气血痹阻,经脉不通,均可产生面痛。

此病案患者面痛因外感风热,激惹面痛发作,邪从阳化,手足阳明经热盛,肝筋失养。取承泣,乃因"胃,足阳明之脉,起于鼻,交頞中,旁纳太阳之脉,下循鼻外,入上齿中,还出挟口环唇"。取合谷、禾髎、迎香,盖大肠手阳明之脉"还出挟口,交人中,左之右,右之左,上挟鼻孔"。取太冲乃因肝脉"从目系下颊里,环唇内"。可见胃、大肠、肝三脉主司头面。凡胃腑浊气不降,宜刺足阳明络穴丰隆;凡口唇经筋挛痛,宜刺足厥阴输穴太冲。二穴皆上病下取,抑火降浊之要穴。且太冲、合谷相配为四关穴,为行气活血之要穴,共奏疏肝泻热,和血止痛之功。

验案 2

程某,男,42 岁,工人,2022 年 1 月 9 日初诊。

主诉 右面部反复剧痛8年。

现病史 患者从2014年起,突发右面部电击样剧痛1次,以后每天发作1~2次。至2016年逐渐加重,每日反复发作性电击样疼痛20~30次,发作持续时间10~30秒。曾在老家某医院诊断为"三叉神经痛"。经用电针、穴位封闭以及中西药物治疗,效果不显。近1个月来,日夜发作性疼痛100余次,由右侧鼻唇沟处窜至太阳穴处。不敢吃硬食,只能吃流质食物,痛苦难忍,故来就诊。检查一般状态尚可,表情苦楚。舌苔白厚,脉弦。血压:130/90mmHg,脉搏70次/分。右眉中和右鼻翼旁有压痛点。

诊断 中医诊断:面痛(肝风袭络型);西医诊断:三叉神经痛。

治则 平肝熄风,通络止痛。

治疗 取四白(右)、太阳(右),用毫针刺法,留针30分钟。每日1次,针第4次时,患者剧痛消失,已可以刷牙。针第9次时,疼痛明显减轻,仅有时微痛。针第15次时疼痛未再发作,偶有蚁走感。第20次时,疼痛完全消失。

按 语

三叉神经痛是三叉神经一支或多支分布区域发作性剧烈疼痛,是神经系统常见疾病之一。可分为原发性(或称经典性)三叉神经痛和继发性(或称症状性)三叉神经痛两类,前者是指有临床症状,检查未发现明显的与发病有关的器质性或功能性病变;后者是指疼痛由器质性病变如肿瘤压迫、炎症侵犯或多发性硬化引起。传统观点认为,原发性(经典性)三叉神经痛病因有周围病因学说和中枢病因学说,近年来研究发现,机体免疫和生化因素也与三叉神经痛相关,但至今仍没有一个理论可以完整解释它的临床特征。临床常见右侧多于左侧,疼痛由面部、口腔或下颌的某一点开始扩散到三叉神经某一支或多支,以第二支、第三支发病最为常见,第一支者少见。其疼痛范围绝对不超越面部中线,亦不超过三叉神经分布区域。偶尔有双侧三叉神经痛者,占3%。目前治疗三叉神经痛的方法有多种,大致可归为药物治疗、开颅微血管减压术、感觉根切断术、半月神经节射频热凝治疗、周围支封闭与撕脱治疗等,其中药物治疗是三叉神经痛首选的治疗方法,最有效的药物有卡马西平、苯妥英钠等。

三叉神经痛属于中医"面风痛""面颊痛"范畴,本病的发生常与外感邪气、外伤、情志不调等因素有关。本病病位在面部,与手、足三阳经及足厥阴肝经有密切关系。基本病机是面部经络气血阻滞,不通则痛,无论是外感邪气,还是情志内伤、久病或外伤成瘀,导致面部经络气血痹阻,经脉不通,均可产生面痛。

本病案多因阳明经脉气血痹阻,不通而痛。如《张氏医通》说:"面痛……不能开口言语,手触之即痛,此是阳明经络受风毒,传入经络,血凝滞而不行。"针治该病多取阳明经为主,以舒筋活络止痛。针四白穴时用泻法,将针以 45°斜向后上方刺入眶下孔,有闪电样的针感传至鼻旁和上唇,提插 20~50 下,然后出针。此属近部取穴,旨在疏通面部筋脉,祛寒清热,使气血调和,通则不痛。太阳穴为经外奇穴,属于少阳经分布区,上临足阳明,下临手太阳,具有疏通头面部气血瘀滞的作用,为治疗面痛的有效穴位。

四 落枕

验案 1

王某,男,39 岁,工人,2022 年 11 月 4 日初诊。

主诉 左侧颈项强痛,活动受限 10 小时。

现病史 昨日夜卧不慎,今日晨始感左侧颈项酸楚强痛,并向同侧肩背、上肢扩散,不能俯仰,亦不能向右侧回顾,而前来就医。检查:向右侧扭头时,左侧天柱穴周围有明显的自发痛、压痛,外观未见异常,舌淡,苔薄白,脉弦细。

诊断 中医诊断:落枕;西医诊断:颈痛。

治则 疏调经气,通络止痛。

治疗 取后溪、束骨(均双侧),先刺后溪,后刺束骨,施以同步行针法。刺后溪行针 3 分钟后,左右回顾时疼痛减轻,惟仰头疼痛如故,继针束骨,顿时疼痛大减,留针 30 分钟,每 10 分钟行针 1 次,起针后,自己感觉疼痛减少大半,第二天又行针 1 次,疼痛消失,活动自如。

按 语

落枕病因主要有两个方面:一是肌肉扭伤,如夜间睡眠姿势不良,头颈长时间处于过度偏转的位置;或因睡眠时枕头不合适,过高、过低或过硬,使头颈处于过伸或过屈状态,均可引起颈部一侧肌肉紧张,使颈椎小关节扭错,时间较长即可发生静力性损伤,使伤处肌筋强硬不和,气血运行不畅,局部疼痛不适,动作明显受限等。二是感受风寒,如睡眠时受寒,盛夏贪凉,使颈背部气血凝滞,筋络痹阻,以致僵硬疼痛,动作不利。落枕的临床表现为晨起突感颈后部,上背部疼痛不适,以一侧为多,或有两侧俱痛者,或一侧重,一侧轻。多数患者可回想到昨夜睡眠位置欠佳,检查时颈部肌肉有触痛,由于疼痛,使颈项活动欠利,不能自由旋转,严重者俯仰也有困难,甚至头部强直于异常位置,使头偏向病侧。检查时颈部肌肉有触痛、浅层肌肉有痉挛、僵硬,摸起来有"条索感"。落枕的治疗方法很多,手法理筋、针灸、药物、热敷等均有良好的效果。

中医认为本病病位在颈项部经筋,与督脉、手足太阳和少阳经密切相关。基本病机是经筋受损,筋络拘急,气血阻滞不通。本病案中选用后溪与束骨同用,后溪、束骨伍用,出自《灵枢·杂病》:"项痛不可仰,刺足太阳;不可以顾,刺手太阳也。"后溪为手太阳小肠经腧穴,乃小肠经气所注,为俞木穴,具有宣通阳气,通络止痛之功;束骨为足太阳膀胱经腧穴,乃膀胱脉气所注,为俞木穴,能宣通足太阳之阳气,而有祛风散寒、通络止痛之效。按"俞主体重节痛""木主疏泄"之旨,俞木穴对经络之气血有良好的疏通作用,它对疼痛性病证有良好的镇痛作用。后溪、束骨合用,一手一足,一上一下,同经相应,同气相求,相互促进,共奏疏通太阳经气,祛风散邪,通络止痛之功,故落枕之疾而收针到病除之妙用也。

验案 2

季某,女,32 岁,教师,2022 年 5 月 21 日初诊。

主诉 右侧颈项强直 3 天。

现病史 患者 3 天前清晨起床后自觉右颈部强直,酸楚疼痛,不能俯仰和转侧,经本单位医院按摩治疗 2 次,效果不显,前来求治。检查：右侧颈部肌肉痉挛强直，右侧天柱穴压痛，得温痛减，颈项活动不利。舌淡红，苔薄白，脉浮缓。

诊断 中医诊断：落枕（气滞血瘀型）；西医诊断：颈痛。

治则 活血化瘀，舒筋通络。

治疗 急取右侧手三里，施以指针，顿感项强略减，遂以针刺该穴，直刺行泻法，同时令患者缓慢左右转动颈项，留针30分钟，其间行针3次。针刺后患者项部强直、疼痛已大减，颈项活动范围增大。次日加针右侧天柱穴，3次而愈。

按 语

落枕是以晨起后颈项部发生疼痛、僵直、活动受限为主要临床表现的一种病症，又称"失枕""失颈"。其常见病因有二：一是肌肉扭伤，如夜间睡眠姿势不良，头颈长时间处于过度偏转的位置；或因睡眠时枕头不合适，过高、过低或过硬，使头颈处于过伸或过屈状态，均可引起颈部一侧肌肉紧张，使颈椎小关节扭错，时间较长即可发生静力性损伤，使伤处肌筋强硬不和，气血运行不畅，局部疼痛不适，动作明显受限等。二是感受风寒，如睡眠时受寒，盛夏贪凉，使颈背部气血凝滞，筋络痹阻，以致僵硬疼痛，动作不利。门诊就诊时多数患者可回想到昨夜睡眠位置欠佳，检查时颈部肌肉有触痛，由于疼痛，使颈项活动欠利，不能自由旋转，严重者俯仰也有困难，甚至头部强直于异常位置，使头偏向病侧。检查时患侧常有颈肌痉挛，胸锁乳突肌、斜方肌、大小菱形肌及肩胛提肌等处压痛，在肌肉紧张处可触及肿块和条索状的改变。落枕轻者数日可自愈，重者疼痛迁延数周不愈，长期反复落枕可发展为颈椎病。落枕的治疗方法很多，手法理筋、针灸、药物、热敷等均有良好的效果。

本病的治疗要点、重点是辨经络，督脉、太阳经证项背部疼痛明显，低头时加重；少阳经证项肩部疼痛，头部歪向患侧，项肩部压痛明显。

本病案独取手三里穴，因手三里穴治疗多种急性痛证，多取桴鼓之效。足膀胱之脉"还出别下项",其经筋"上挟脊上项",手阳明之筋"从肩髃上颈",其筋病则"颈不可左右视",手少阳之筋"上肩走颈",故落枕为三阳经脉、经筋受损伤所致。乃取多气多血之经的腧穴手三里以行气活血祛瘀,舒筋通络止痛,确能收得满意疗效。

五 漏肩风

验案 1

吴某,女,52岁,工人,2022年6月17日初诊。

主诉 右侧肩痛1月。

现病史 患者自述1月前因工厂机械化、长时间地工作,自觉肩膀酸胀,睡醒后感到肩部更痛,当时只顾忙于劳动,每天口服止痛片维持,病情逐渐加重,夜间疼痛更甚,有时因疼痛而醒,影响睡眠。在当地医院给肌注阿尼利定,又经过针灸均未好转,故前来就诊。现症:肩部疼痛明显,有时向颈部和上臂放散疼痛加重,白天稍活动疼痛减轻,肩关节活动受限。检查发现肩部广泛压痛,活动受限,上肢抬举120°,外展受限,后伸手指可触到腰骶部。舌质淡苔白,脉弦细。

诊断 中医诊断:漏肩风(风寒型);西医诊断:肩关节周围炎。

治则 疏风散寒,通经活络。

治疗 条口透承山。患者取坐位,用26号4寸毫针,由条口穴直刺向承山,用提插、捻转手法泻之。随着行手法令患者抬举右上肢,逐渐抬高以至恢复正常。共治疗3次告愈。

按 语

肩关节周围炎简称肩周炎,俗称凝肩、五十肩。以肩部逐渐产生疼痛,夜间为甚,逐渐加重,肩关节活动功能受限而且日益加重,达到某种程度后逐渐缓解，直至最后完全复原为主要表现的肩关节囊及其周围韧带、肌腱和滑囊的慢性特异性炎症。肩关节周围炎是以肩关节疼痛和活动不便为主要症状的常见病症。本病的好发年龄在50岁左右，女性发病率略高于男性，多见于体力劳动者。如得不到有效的治疗，有可能严重影响肩关节的功能活动。肩关节可有广泛压痛，并向颈部及肘部放射，还可出现不同程度的三角肌的萎缩。临床表现以肩部疼痛和活动受限为主，目前，对肩关节周围炎主要是保守治疗，如口服消炎镇痛药、物理治疗、痛点局部封闭、按摩推拿、自我按摩等综合疗法。同时进行关节功能练习，包括主动与被动外展、旋转、伸屈及环转运动。当肩痛明显减轻而关节仍然僵硬时，可在全麻下进行手法松解，以恢复关节活动范围。

本病属于中医"漏肩风"范畴，本病的发生常与体虚、劳损及风寒侵袭肩部等因素有关。本病病位在肩部筋肉，与手三阳经、手太阳经密切相关。基本病机是肩部经络不通或筋肉失于气血温煦和濡养。无论是感受风寒，气血痹阻，或劳作过度，外伤损及筋脉，还是年老气血不足，筋骨失养，皆可导致本病。

本病案患者系由卫气不固，腠理空虚，又因劳累，致风寒湿邪乘虚侵入肩部发为肩凝。《素问·痹论篇》曰："风寒湿之气杂至，合而为痹。"从十二经之气运行看，手阳明大肠经下接足阳明胃经，手太阳小肠经下接足太阳膀胱经。故取条口透承山为下接经取穴法，亦是上病下取，远道取穴的一种方法。以疏通肩部同名经脉之经气，使气血通畅，达到疏风散寒、通经活络之效。

验案2

叶某，男，42岁，医生，2022年9月21日初诊。

主诉 左肩关节疼痛1周。

现病史 1周前微感发热、恶寒，并发现左肩关节前方疼痛明显,局部肌热而未见红肿,前来求治。检查:疼痛沿患侧手阳明经脉走行,上肩、出髃骨之前廉的肩前区有疼痛,肌热,未见红肿;患侧手太阴经尺泽穴区、手厥阴经曲泽穴区有络脉瘀滞的症状。

诊断　中医诊断:漏肩风;西医诊断:肩痛。

治则　通络活血,镇痛除痹。

治疗　取穴:尺泽(左)、曲泽(左)、曲池(左)。先取三棱针(九针之一)点刺尺泽、曲泽的浮络出血,继取毫针(九针之一)用透天凉刺法,运用泻法行针,使针感从曲池穴循经上传至肩部,伴有吹风样凉感,出针后,观察半小时仍有凉感,肩痛已显著减退以至消失。经治疗1次后,肩痛症状已完全消失,愈后无复发。

按　语

肩关节周围炎简称"肩周炎",是指肩部酸重疼痛及肩关节活动受限、强直的临床综合征。本病的发生与慢性劳损有关,患者可有外伤史。主要病理系慢性退行性改变,多继发于肱二头肌长头肌腱炎、冈上肌肌腱炎或肩峰下滑囊炎。某些患者与感染性病灶或内分泌功能异常有关。本病的好发年龄在50岁左右,女性发病率略高于男性,多见于体力劳动者。如得不到有效的治疗,有可能严重影响肩关节的功能活动。还可出现不同程度的三角肌萎缩。目前,对肩关节周围炎主要是保守治疗。口服消炎镇痛药,物理治疗,痛点局部封闭,按摩推拿、自我按摩等综合疗法。同时进行关节功能练习,包括主动与被动外展、旋转、伸屈及环转运动。

中医学认为,本病的病变部位在肩部的经脉和经筋。五旬之人,正气不足,营卫渐虚,若局部感受风寒,或劳累闪挫,或习惯偏侧而卧,筋脉受到长期压迫,遂致气血阻滞而成肩痹。肩痛日久,局部气血运行不畅,气血瘀滞,以致患处肿胀粘连,最终关节僵直,肩臂不能举动。

痹是阻闭不通的意思。风寒湿热之邪,乘虚袭入人体,引起气血运行不畅,经络阻滞;或痰浊瘀血,阻于经隧,深入关节筋脉,皆可以引起发病。本病案患者是由于风寒湿邪,郁而化热,痹阻经络,而形成经络痼痹的。治宜通络活血、镇痛除痹。根据《灵枢·九针十二原》指出"宛陈则除之"的辨证施治原则,肩痹实证有血瘀征象者,必须先用刺络法以除去络脉宛陈之征,来发挥整体性通经络,祛除风寒湿痹邪气的作用。该方先用三棱针刺尺泽、曲泽的浮络出血,然后针泻手阳明经曲池穴以消除肩痹之症,所以愈后无复发矣。

六 痛风

验案

童某,男,46岁,2021年8月11日初诊。

主诉 反复左足趾肿痛5年余,再发3天。

现病史 患者5年前体检时查血尿酸614 μmol/L,当时无其他症状,医生建议口服"非布司他"进行治疗,患者未予理会。近5年来时有足趾肿痛发作,每次发病时患者自行口服"布洛芬""秋水仙碱"等药物后疼痛均能好转。3天前患者与朋友聚餐时饮用大量啤酒,次日出现右足第一跖趾关节外侧肿痛,疼痛剧烈,不能下地行走。患者服用"布洛芬缓释胶囊0.3 g"后症状稍有好转,但下午疼痛再发,再次口服"布洛芬缓释胶囊0.3 g"后疼痛稍有缓解。今日患者仍有明显足趾疼痛,无法行走,伴低热,遂前往当地社区医院就诊。社区医院查血常规+CRP、血沉示:超敏C-反应蛋白24.3 mg/L,红细胞沉降率36.9 mm/h,建议静脉滴注"地塞米松"进行抗炎治疗,患者忌惮激素副作用特来求诊。患者体态肥壮,平素饮食不节,偏嗜肥甘厚味,烟酒不忌,急躁易怒,纳寐可,小便黄,大便黏。查体:T:37.6 ℃,右第一跖趾关节外侧红肿,压痛(+),活动轻度受限。舌质红,苔黄腻,舌下脉络色鲜红,脉弦滑。

诊断 中医诊断:痹病(湿热证);西医诊断:痛风性关节炎。

治疗 取阿是穴(第一跖趾关节外侧)、大椎三棱针放血;随后针刺大都(右)、太白(右)、公孙(右)、太冲(右)、行间(右)、内庭

(右)、足三里(双)、曲池(双),泻法,留针30分钟。

患者第一次治疗后自觉疼痛缓解,可下地缓慢行走,嘱患者注意休息,饮食清淡,避免伤口感染。次日患者前来复诊,诉疼痛较昨日明显减轻,无发热,行走时疼痛不明显,查体:T:36.9℃,右第一跖趾关节外侧轻度红肿,压痛(+),无活动受限。舌质红,苔黄腻,舌下脉络色鲜红,脉弦滑。予针刺阿是穴(第一跖趾关节外侧)、大都(右)、太白(右)、公孙(右)、太冲(右)、行间(右)、内庭(右)、足三里(双)、曲池(双),泻法,留针30分钟。第三日患者复诊时诉无疼痛再发,继续予上方治疗一次。并嘱患者平时控制饮食,适度锻炼,避免大量进食内脏、海鲜、啤酒等高嘌呤食物,定期复查尿酸,遵专科医嘱规律口服降尿酸药物。

按 语

痛风是由多种原因引起的嘌呤代谢障碍所致血尿酸增高的一组慢性疾病,多表现为高尿酸血症、急性和慢性痛风性关节炎、痛风石、痛风性肾病、尿酸性尿路结石等,严重者呈关节畸形和(或)肾衰竭。本病常见于40岁以上肥胖男性,男性尿酸>420 μmol/L,女性尿酸>360 μmol/L 即可诊断为"高尿酸血症",仅有10%~20%会发展为"痛风"。肾小球对尿酸盐的滤过减少、肾小管对尿酸盐的再吸收增加或分泌减少,是导致高尿酸血症的主因,此外人体本身的尿酸盐生成过多是另一个次要因素。高尿酸血症分原发性和继发性,前者与遗传相关,仅占1%~2%,后者主要由肾脏病、血液病、高嘌呤食物或药物引发,与肥胖、"三高"密切相关。现代医学认为,单纯的无症状的<480 μmol/L 高尿酸血症无须药物治疗,合理饮食、适度锻炼为首选治疗方案,当出现痛风或其他并发症时则需积极合理治疗。急性发作时首选秋水仙碱、非甾体抗炎药、糖皮质激素等药物治疗,间歇期除合理控制饮食外还需服用尿酸排泄促进剂、尿酸合成抑制剂等药物。

中医认为"痛风"属"痹病"范畴。急性痛风多表现为实证,因饮食不节,偏嗜肥甘厚腻,致机体阳热亢盛,湿热蕴结于筋骨关节,脾肾功能失调,经络气血运行不畅,不通则痛,故而发为"热痹"。中医在治疗急性痛风上有着丰富的经验,经典方剂"白虎桂枝汤"用于治疗急性痛风效果显著,故又将此病称作"白虎历节"。

　　大椎为"六阳之会",主一身阳热;阿是穴为"以痛为腧"之意,二者放血突出"宛陈则除之"之要,清泻关节实热。大都、太白、公孙、太冲、行间、内庭诸穴,一为邻近取穴,活血止痛。其二,大都、行间、内庭分属脾、肝、胃三经荥穴,"荥主身热",三者相配清泻三经实热;太白、太冲为脾、肝二经输穴,又为原穴,"输主体重节痛",行气活血止痛;公孙为足太阴之络,络于足阳明,一穴通二经,清脾胃实热。曲池、足三里为手足阳明经之合穴,"合主逆气而泄",取"六腑以通为用"之意,泻二经实热。诸穴合用,清泻筋骨关节实热,"急则治其标",适用于急性痛风,为针灸正治法,属"八法"中的"清法"。

七 肘劳

验案 1

章某,男,39 岁,工人,2022 年 6 月 7 日初诊。

主诉 右肘尖疼痛 1 年余。

现病史 患者平时不经常参加体力劳动,1 年前由于搬东西不慎用力太过,随后即出现右肘尖高骨处疼痛,并日趋加重,现右臂连暖水瓶都不能提。曾在某医院针灸、按摩、热敷治疗,效果不显,经人介绍来治疗。检查:一般状况良好,右臂不敢持重物,微有肿胀,局部压痛明显。舌苔薄白,脉沉弦。

诊断 中医诊断:网球肘;西医诊断:肱骨外上髁炎。

治则 舒筋通络,活血止痛。

治疗 取冲阳、阿是穴,冲阳进针后要得气明显,行捻转手法,平补平泻;局部阿是穴以火针刺之。如是治疗 3 次即告痊愈。

按 语

肱骨外上髁炎多因前臂旋转用力不当而引起肱骨外上髁桡侧伸肌肌腱附着处劳损,是常见的肘部慢性损伤。多见于从事旋转前臂、屈伸肘关节和肘部长期受震荡的劳动者,如网球运动员、打字员、木工、钳工等。中年人发病率较高,男女比例为 3∶1,右侧多于左侧。临床起病缓慢,多以肘关节外侧疼痛为主,握物无力,用力握拳及前臂旋转动作如拧毛巾时疼痛加剧,严重时疼痛可向前臂或肩臂部放射。肘关节活动正常,局部红肿不明显,在肘关节外侧、肱骨外上髁、肱桡关节或桡骨头前缘等处可找到一个局限而敏感的压痛点,在腕关节背伸时于手背加压可引起疼痛。

该病属中医"肘劳"范畴。中医学认为此病乃由体质较弱,筋膜劳损,气血虚亏,血不养筋所长期从事旋前、伸腕等剧烈活动,使筋脉损伤、瘀血内停等导致肘部经气不通,不通则痛。

本病病案中选用冲阳穴,因冲阳穴为足阳明胃经之原穴,脾胃为后天之本,气血生化之源,又主筋肉,胃经多气多血,故刺胃经原气所聚之处,可生气血濡筋肌,利关节,止疼痛。配合火针针刺局部阿是穴,可消除局部之瘀结疼痛,以祛邪活络,温通肘部经筋而止痛。

验案 2

汪某,男,45 岁,工人,2021 年 2 月 17 日初诊。

主诉　右侧肘关节疼痛半年余。

现病史　患者半年前因劳动、受寒出现右侧肘关节疼痛,并逐渐加重,有时可向前臂、腕部和上肢放射。近来活动极度受限,曾使用泼尼松龙封闭无效。检查:右肱骨外上髁轻微肿胀,压痛比较明显。前臂内、外旋受限,不能够握拳。

诊断　中医诊断:网球肘;西医诊断:肱骨外上髁炎。

治则　通经活络,舒筋止痛。

治疗　取阿是穴、曲池、肘髎、阳陵泉,用毫针泻法,可先针对侧阳陵泉处压痛点,同时活动患部。在局部压痛点采用多向透刺,或者多针齐刺。应用温和灸,温针灸,隔姜灸。每日一次。

按　语

肱骨外上髁炎是指由于急、慢性损伤而导致肱骨外上髁周围软组织的无菌性炎症,以肘关节外侧疼痛、旋前功能受限为主要临床表现的疾病，又称肱骨外上髁综合征、肱骨外上髁骨膜炎。因网球运动员好发本病，故也称为"网球肘"。大部分病例经非手术疗法即可取得良好的效果。早期患臂应休息，必要时用石膏或夹板固定，使肌肉保持在放松的位置。热敷、物理治疗或针灸推拿均能使症状减轻，肾上腺皮质激素加普鲁卡因局部封闭有一定效果。少数疼痛严重、保守治疗无效，或反复发作的患者，可采取手术治疗。

该病属中医"肘痨"范畴。多因长期劳累，伸腕肌起点受到反复牵拉刺激，引起部分撕裂和慢性炎症或局部的滑膜增厚，滑囊发炎等变化。中医学认为此病乃由体质较弱，筋膜劳损，气血虚亏，血不荣筋，肌肉失于温煦、筋骨失于濡养有一定关系。属于中医"筋伤"范畴。

本病案患者半年来因反复劳作、感受寒邪出现右肘关节疼痛，并逐渐加重。该因筋肉劳损，气血亏虚，复受寒邪，寒邪凝滞，寒性收引，故导致局部气血痹阻不通，筋失养而发为疼痛。治当通经活络，舒筋止痛。曲池、肘髎是手阳明大肠经腧穴，阳明经为多气多血之经，具有舒筋通络，养血止痛之功。阿是穴采用多针透刺，以加强局部经气感传，疏通手部三阳经经气，通关除痹，针以理气，灸以温补，温散寒湿。选用对侧阳陵泉从全息理论出发，上病下取，左病右取，寻找相应位置压痛点，结合运动针法，以消除局部瘀结疼痛。

验案 3

冯某，女，48 岁，2021 年 7 月 9 日初诊。

主诉 左肘关节外侧疼痛反复发作半年，加重半月余。

现病史 半年前因换洗床上用品后出现左肘关节酸胀，当时未予重视，后疼痛逐渐加重，尤其在拧毛巾、拖地等肘关节旋前动作时疼痛明显,自行购买膏药外敷,疼痛可稍缓解,近半年来症状时轻时重。半月前因炒菜招待客人,左肘关节疼痛再次加剧,疼痛难忍,夜间尤甚。今患者为求进一步治疗,遂来就诊。刻下:左肘疼痛难忍,活动受限,查体示左肘轻微肿胀,左肱骨外上髁压痛,左肘伸肌腱牵拉试验阳性,屈伸受限,左上肢皮肤感觉正常。夜寐欠安,胃纳可,舌暗苔薄白,脉弦紧。

诊断 中医诊断:肘劳(气滞血瘀);西医诊断:肱骨外上髁炎。

治则 疏经通络,活血化瘀。

治疗 取反阿是穴(在肱骨外上髁处仔细寻找最敏感的压痛点,然后在相应肌腹或起止点寻找按压后能使原先最敏感的压痛点消失或基本消失的位置即是反阿是穴。一般位于上臂中下1/3交界处,上臂外侧肱桡肌的起始部或肱二头肌外侧肱肌外束的起始部或肱三头肌外侧头的肌腹上),用平补平泻手法,行针至患部疼痛消失为止,留针30 min,其间行针3次。起针后患者诉左肘关节疼痛减轻,可稍屈伸。嘱其回家后少做家务,以休养为主。

2021年7月11日二诊。经针灸治疗后,左肘关节疼痛明显缓解,情绪好转,夜寐渐安。舌质红苔薄,脉弦。辨证得当,守法继进。

坚持治疗2周后,左肘关节疼痛缓解,屈伸得利,情绪条畅,夜寐安,二便调,舌质红苔薄,脉细,病情基本痊愈。

按 语

肱骨外上髁炎属中医"筋痹""肘劳"等范畴,主要是由于肘部劳损,以致局部气滞血瘀,脉络受阻,经气运行不畅,或因风寒湿邪,客于肘部,以致气血凝滞,筋脉失荣,不通则痛。反阿是穴是根据阿是穴所在的肌肉来寻找的,没有固定的位置。是基于腧穴力敏化理论的一种新的取穴方法,是腧穴力敏化中的"按之快然点",敏化穴位最能体现穴位的特异性,在疗效上要优于静息态的穴位,所以针刺反阿是穴,疗效远优于常规静息态经穴的治疗。

陈雷主任医师常引《灵枢·经水》"审、切、循、扪、按,视其寒温盛衰而调之,是谓因适而为之真也"之言,告诫吾辈,针刺切不可如插秧,一成不变地找寻腧穴,医者需通过按压肌肉、肌肉深层的血管、肌腱、韧带、骨膜等,以了解其软硬松紧程度,是否有条索、结块、压痛,以判断患处的异样变化,详细掌握病情后方可下针。反阿是穴又名肌肉起止点取穴法,由张文兵、霍则军两位医生首先提出,陈雷主任医师常将其应用于临床以治疗肌肉疼痛类疾病,时常能取得满意疗效,也是陈雷主任医师博采众长,兼容并蓄的品德体现。

验案 4

黄某,男,43 岁,2023 年 7 月 7 日初诊。

主诉 反复右肘关节外侧疼痛 1 年余。

现病史 患者诉自小喜好钓鱼,1 年前因钓大鱼后出现右肘关节疼痛,当时未予重视,用力后疼痛加重,致使不能钓鱼,甚是懊恼,未经正规系统治疗。今患者为求进一步治疗,遂来就诊。刻下:右肘疼痛,活动可,得热痛减,遇寒加剧,查体示右肘轻微肿胀,右肱骨外上髁压痛,右肘伸肌腱牵拉试验阳性,屈伸不受限,右上肢皮肤感觉正常。夜寐安,胃纳可,二便调,舌红苔薄白,脉弦紧。

诊断 中医诊断:肘劳(寒湿痹阻);西医诊断:肱骨外上髁炎。

治则 温经通络止痛。

治疗 取阿是穴(肱骨外上髁局部压痛点)。将艾绒搓成直径 2 mm、高 3 mm 的圆锥形艾炷备用。阿是穴用碘伏棉签消毒后涂上一层薄薄的凡士林以增加黏附性,将艾炷放置于穴位上,用香点燃,当艾炷燃烧 2/3,局部皮肤灼痛时,可用硬纸或针柄在穴周围轻轻擦划,以分散患者注意力而减轻疼痛。1 壮艾炷燃尽,清理干净灰烬,重复上述过程,共灸 3 壮。7 日后始见灸灶化脓,约 30 日灸疮结痂,逐渐脱落,病症痊愈。

按 语

化脓灸是将艾炷直接放在穴位上施灸,让局部组织产生无菌性化脓现象的一种灸法,因其灸后会在施灸处留下永久性的疤痕,故又称直接灸、瘢痕灸。尽管化脓灸施灸时被灸者会感到灼烧的痛苦,而且皮肤上会留下永久性的疤痕,但其卓越而神奇的功效,特别是适用于一些慢性顽症、疑难病症,让化脓灸这一传统灸法流传至今。

化脓灸取效的关键在于"疮发",即灸疮化脓。《针灸资生经》云:"凡着艾得疮发,所患即瘥,若不发,其病不愈。"因此在接受化脓灸治疗后可适当多吃些"发物"以助灸疮化脓。实践证实,灸穴处能否化脓、化脓多少、时间长短与饮食质量、结构有十分密切的关系,特别是灸后食用一些具有特殊"活性"的食物,即民间所谓"发物",如公鸡、鲤鱼、猪头肉等,对促进化脓有明显作用。适量食用这些食物,可使化脓出现早,脓液量多,化脓时间较长,因而能在较大程度上提高疗效。本法以艾炷的点燃、温热、烧灼、熄灭,直到灸疮的结痂脱落,需1个多月时间。在这段时间里,穴位一直受到化脓的较强刺激,这种刺激比一般针灸疗法的作用时间长得多。这就是本法治疗肱骨外上髁炎疗效优于其他疗法的基本原理。

八 颈椎病

验案 1

朱某,女,30 岁,2022 年 8 月 17 日初诊。

主诉 反复颈肩部板滞不适 3 年,加重半月余。

现病史 3 年前因长时间伏案工作后出现颈肩部板滞伴活动欠利,自行购买膏药外敷,疼痛缓解。因工作原因需要长时间伏案工作,近 3 年来颈肩部板滞时有发作,症状时轻时重。半月前因空调直吹颈部,颈肩部疼痛再次发作,疼痛难忍,活动后加重。今患者为求进一步治疗,遂来就诊。刻下:颈部疼痛,活动受限,查体示颈项部肌肉僵硬,枕骨下肌群、C3~C6 棘突旁两侧压痛明显,可摸到条索状硬结,前屈、后伸、旋转、侧偏受限。颈部 X 片显示:颈椎曲度变直,颈椎椎体后缘唇样骨质增生。夜寐欠安,胃纳可,舌暗苔薄白,脉弦紧。

诊断 中医诊断:项痹(气滞血瘀);西医诊断:颈型颈椎病。

治则 活血行气,通络止痛。

治疗 取天柱、风池、大椎、肩井。大椎温针灸,余平补平泻,留针 30 分钟。针起后,患者诉颈部板滞疼痛稍缓解,活动渐利。2 次/周,治疗 6 次后症状全消,并嘱患者避免长期伏案工作,劳逸结合,需适当活动关节,常做抬肩运动。

按 语

肌筋的病变影响颈部平衡状态,造成局部小关节紊乱,肌肉经筋失于濡养,气血不畅,见不通则痛之状,表现为颈肩部的酸痛不适,伴有压痛点。患者颈肩部疼痛,伴有僵硬活动不利。此为肌肉经筋失于濡养,经脉拘挛不舒,气血运行不畅,不通则痛,治宜活血行气、通络止痛。治疗以局部取穴天柱、风池,达到松解肌筋,通畅气血的作用,以改善局部微循环,矫正小关节紊乱,尤以两侧肩井为压痛点,"以痛为腧",起到活血行气的作用。诸穴均位于头颈部,符合循经及邻近选穴的原则,可缓解颈项部局部肌肉痉挛,缓解局部疼痛;肩井穴下方有斜方肌,深层有肩胛提肌与冈上肌,主治肩背痹痛、颈项强痛;艾灸大椎穴可温经散寒、活血行气,加快局部血液微循环,达到气行痛止的效果。

验案 2

冯某,男,38 岁,2023 年 5 月 20 日初诊。

主诉 反复颈肩部疼痛伴右上肢麻木 3 年,加重半月余。

现病史 患者 3 年前出现颈项部疼痛,自行热敷及贴膏药后好转。之后反复发作,未予系统诊治。半月前疑因受凉后出现颈项部疼痛,且伴有右上肢麻木,以右拇指及食指麻木为甚,夜间加重,予针灸治疗后颈部僵硬疼痛稍好转,麻木未明显缓解,遂来就诊。刻下症见:颈项部疼痛,活动稍受限,受凉或劳累后疼痛加重,伴右上肢麻木,以右拇指及食指麻木为主。舌淡,苔白,脉弦、紧。查体:颈椎生理曲度变直,活动稍受限,颈部肌肉稍紧张,C3~C6 棘突间及椎旁压痛,叩顶试验(一),左侧臂丛神经牵拉试验(一),右侧臂丛神经牵拉试验(＋)。辅助检查:颈椎 MRI 示:颈椎轻度骨质增生,C2/3、C3/4、C4/5 椎间盘稍向后突出,

C5/6、C6/7椎间盘向右后突出。夜寐欠安,胃纳可,舌暗苔薄白,脉弦紧。

诊断 中医诊断:项痹(风寒痹阻证);西医诊断:神经根型颈椎病。

治则 温经通络止痛。

治疗 取颈夹脊,采用龙虎交战针法:常规消毒后,取一次性无菌针灸针(0.30 mm×40 mm)快速刺入对应的穴位,施用龙虎交战针法:(1)用第一指向前捻转9次(第一指向前时用力要"重、快";向后时用力要"轻、慢");(2)用第一指向后捻转6次(第一指向后时用力要"重、快";向前时用力要"轻、慢")。左转右转反复交替,每穴2次,留针30分钟。针起后,患者诉颈部板滞疼痛缓解,右上肢麻木渐消。3次/周,治疗6次后症状全消,并嘱患者避免长期伏案工作,劳逸结合,需适当活动关节,常做抬颈运动。

按 语

神经根性颈椎病是指因颈肩部肌肉、韧带等软组织的劳损导致颈部神经根受压所出现的上肢麻木、疼痛的一种疾病,是造成颈肩部不适的重要原因之一。病因是由于肌肉劳损、受寒湿侵袭或长期处于不良姿势,导致颈肩部经络受阻,运行不畅,以致出现颈肩部酸困不适及上肢麻木的症状。其中寒湿侵袭在本病的发病中是很重要的因素。本病在中医学中属于"痹证"范畴,《素问·痹论篇》记载:"风寒湿三气杂至,合而为痹,其风气胜者为行痹……湿气胜者为着痹也。"《类证治裁·痹证》载有:"诸痹……良由营卫先虚,腠理不密,风寒湿趁虚内袭……久而成痹。"指出此病为正虚感受外邪而发,为本虚标实之证。颈夹脊穴位于人体后正中线的两侧,与督脉联系紧密,且14个穴位都处于颈部最易劳损的部位,针刺可以通经止痛,并直接缓解颈部肌肉的痉挛。"龙虎交战"见于《金针赋》,所谓"龙虎交战,左九而右六,是亦住痛之针"。其一方面通过反复左右捻转,针体牵拉、缠绕肌纤维,迅速对穴位及周边组织形成有效刺激,促进病灶处的血液循环,解除周围神经压迫,减轻炎性渗出和无菌性水肿。另一方面,通过降低各种致痛神经递质的含量,影响痛觉传递,从而达到止痛效果。

九 坐骨神经痛

验案 1

李某,女,60 岁,2020 年 4 月 16 日初诊。

主诉 反复腰部疼痛伴右下肢放射痛 4 年余,加重 1 周。

现病史 患者 4 年前无明显诱因下出现腰部疼痛不适,活动受限,伴右下肢放射痛,遂于当地医院就诊,予腰椎 MRI 检查示 L4/L5、L5/S1 椎间盘突出。曾予腰椎牵引、针灸、口服消炎止痛药等对症治疗,当时症状有所改善。近 4 年来腰部疼痛反复发作,自觉双下肢发冷,行走无力,上述症状劳累后加重。刻下症见:腰部疼痛,右下肢放射痛,活动稍受限,受凉或劳累后疼痛加重。查体:神志清,精神软,体温、脉搏、呼吸和血压均无殊;触诊 L4~L5、L5~S1 棘突附近深压痛,坐骨神经走行路线压痛,臀部、大腿和小腿感觉异常;直腿抬高试验(+),加强试验(+)。舌淡,苔白,脉弦紧。

诊断 中医诊断:腰痛(肾阳虚证);西医诊断:腰椎间盘突出症、坐骨神经痛。

治则 温阳补肾,通络止痛。

治疗 取腰阳关、肾俞、命门、秩边、环跳、委中、阳陵泉、太溪。腰阳关、肾俞、命门行补法后予温针灸,其余穴位采用提插捻转行针手法,得气后环跳、阳陵泉接 6805-D 电针仪,选连续波刺激 30 min,隔日 1 次,10 次为 1 个疗程。治疗 3 个疗程后该例患者腰部及右下肢疼痛缓解,行走无殊。

按　语

腰椎间盘突出症,又称腰椎间盘纤维环破裂髓核突出症,因腰椎间盘发生退行性改变,在外力的作用下,使纤维环破裂、髓核突出、刺激或压迫神经根,而引起的以腰痛及下肢坐骨神经放射痛等症状为特征的腰腿痛疾患。坐骨神经痛是以坐骨神经径路及分布区域疼痛为主的综合征。坐骨神经痛的绝大多数病例是继发于坐骨神经局部及周围结构的病变对坐骨神经的刺激压迫和损害,即继发坐骨神经痛;少数系原发性,即坐骨神经炎。腰椎间盘突出和坐骨神经痛是两种不同的疾病,多数情况下,坐骨神经痛是腰椎间盘突出引起的,并且突出位置多位于L4～5、L5～S1椎间盘。腰为肾之府,肾藏精,肾精亏虚则腰府不得温煦;精生髓,髓养骨,骨骼失养,则见腰腿部疼痛。腰阳关、肾俞、命门以温肾强筋;委中穴是腰背足太阳经两分支在腘窝的汇合点,"腰背委中求",为治腰脊痛的循经运道取穴,可疏调腰背部经脉之气血。秩边、环跳穴为治疗风寒、湿痹等引起的腰腿不适症的要穴。阳陵泉为足少阳经穴,是筋之会穴,为筋气聚会之处。《难经·四十五难》云:"筋会阳陵泉。"故阳陵泉是治疗筋病的要穴,特别是下肢筋病,具有疏通经脉和强筋骨的作用。太溪穴为肾经原穴,"脏病取原",泻之祛邪,确可收效。

验案2

周某,男,51岁,2021年3月5日初诊。

主诉　反复腰部疼痛伴左下肢放射痛1年余,加重10天。

现病史　患者1年前开始出现腰痛,症状较轻,无下肢疼痛,未做相关检查,自行口服消炎止痛药后,腰痛稍缓解。10天前因受累后腰痛加重,伴有左下肢放射性疼痛,疼痛强烈,放射至小腿后侧中段,屈伸困难,伴有麻木感,继服消炎止痛药后症状无缓解,遂来就诊。查体:腰椎向右侧弯,屈伸、旋转受限,腰肌紧张,L4/5、L5/S1椎间隙旁压痛(+),左侧直腿抬高试验30°及加强试验(+),其余关节未见明显异常,生理反射存在,病理反射未引出。纳食尚可,二便调,夜寐欠安,舌暗淡,苔白,脉涩。辅助检查:腰椎MRI示L4/5、L5/S1椎间盘向左后突出,硬膜囊轻度受压,同侧神经根受压,侧隐窝狭窄。

诊断 中医诊断:腰痛(气滞血瘀型);西医诊断:腰椎间盘突出症。

治则 行气活血,通络止痛。

治疗 取腰阳关、大肠俞、十七椎、秩边、环跳、阳陵泉、委中,诸穴行平补平泻手法,得气之后,环跳、阳陵泉接电针仪、选用连续波30 min,隔日1次,治疗5次后患者症状缓解。

按 语

腰椎间盘突出症临床表现以腰背部以及下背部酸胀疼痛,伴或不伴有下肢麻木胀痛为主,有甚者可能出现行走障碍、二便异常以及神经功能障碍等。临床调研表明,超过70%的患者愿意接受针灸、中药、牵引等保守治疗方法。因此,通过非手术方案治疗患者腰腿疼痛、提高患者生活质量已成为本病的治疗热点之一。此患者年事渐高,筋骨渐弱,出现"筋出槽,骨错缝"的筋骨失衡,而未予重视,因受累而致腰痛加重;患者舌暗淡,苔白,脉涩,考虑瘀血阻滞脉络,气血运行不畅,不通则痛,出现"本虚标实"病证特征。所以治疗上,既要去除"瘀"的致病因素,恢复人体阴阳平衡,又要纠正筋骨失衡,使骨正筋柔。腰阳关、大肠俞可疏通局部经络、脉络气血,行气止痛;十七椎乃活血化瘀之要穴;秩边、环跳穴为治疗腰腿不适症的要穴;"筋会阳陵泉"故阳陵泉是治疗筋病的要穴;"腰背委中求",为治腰脊痛的循经运道取穴,可疏调腰背部经脉之气血;诸穴相配,共奏活血行气、通络止痛之功。

十 膝骨性关节炎

验案 1

陈某,女,48岁,2022年10月5日初诊。

主诉 反复右膝关节疼痛伴活动欠利2年余,加重3天。

现病史 患者2年前开始出现右膝关节疼痛,症状较轻,无明显红肿热痛,活动受限,未做相关检查,自行口服消炎止痛药后,腰痛稍缓解。3天前因长途跋涉后右膝关节疼痛加重,遇寒加重,得温痛减,屈伸困难,继服消炎止痛药后症状无缓解,遂来就诊。查体:右膝关节周围触诊发现股直肌髌骨上方止点处存在条索,胫骨平台内侧压痛(+),麦氏征(+)。X线摄片提示右膝关节轻度退行性改变。纳食尚可,二便调,夜寐安,舌淡,苔白腻,脉缓。

诊断 中医诊断:膝痹(寒湿痹阻证);西医诊断:膝关节骨性关节炎(右侧)。

治则 温经散寒,强筋止痛。

治疗 姜胶膏联合脐灸法治疗。姜胶膏由鲜姜原汁500 g、上等水胶200 g、细辛30 g、蜈蚣4条组成。细辛、蜈蚣研末,过100目。取鲜姜原汁500 g,上等水胶200 g,用文火煎熬,熬制时须用竹片不停搅动,以避免水胶沉底煳锅。待水胶完全烊化时,将细辛、蜈蚣细末放入锅内搅匀,待浓缩至原液的40%左右时,膏即成。姜胶膏熬成后,可趁热摊于5 cm×5 cm的无纺布空白贴中,冷却收存备用。嘱患者坐位,充分暴露膝部;取出制备好的姜胶膏,贴于犊鼻穴、内膝眼、梁丘、阳陵泉及膝阳关;贴敷患处后,再用纱布或胶布加以固定,以免滑脱,贴敷12h后取掉。配合神阙穴用脐灸,将食盐炒黄,待冷却后放于神阙穴填平,上放置直径1cm、高0.5cm的艾炷,点燃,每次3壮。每周治疗3次,隔天1次,周日休息,6次为1个疗程,连续治疗2个疗程。

按 语

KOA是一种缓慢进展的慢性退行性疾病,软骨细胞凋亡和基质降解是其最初的基本病理改变。氨基葡萄糖可以修复软骨细胞和刺激软骨细胞的生长,从而促使软骨基质的修复和重建,延缓骨关节炎的进展,可以作为治疗早、中期KOA的选择。但单纯采用西药治疗本病,存在价格较昂贵、不良反应较多、患者依从性差的缺点,且停药后容易复发,加重患者经济负担。中药外敷疗法经过了长期的实践检验,不但可以缓解症状,还可以延缓病情进展。KOA属于中医学"痹证"范畴,与风、寒、湿邪密切相关,三邪外侵,导致膝部经络不通,气血阻滞,关节拘急,最终发病,故当取祛风除湿,温经散寒为治疗原则。姜胶膏出自张锡纯《医学衷中参西录》,其中鲜姜汁辛辣开通,热而能散,故能温暖肌肉,深透筋骨,以除其凝寒痼冷,而焕然若冰释也。用水胶者,借其黏滞之力,然后可熬之成膏也。细辛、蜈蚣等祛风猛悍之药掺于其中,其奏效当更捷也。研究证实中药可以通过促进软骨细胞增殖、改善氧自由基代谢、缓解炎症反应、抑制软骨细胞凋亡及维持基质胶原蛋白表达等多个途径,进而改善膝骨关节炎患者临床症状。

十一　急性腰扭伤

验案 1

刘某,女性,40 岁,2021 年 9 月 8 日初诊。

主诉　左侧腰部疼痛伴活动受限 1 天。

现病史　患者 1 天前搬重物后出现左侧腰部疼痛,当时疼痛剧烈,伴腰部活动不利,前屈、后仰活动受限,行走、咳嗽后腰痛加剧,坐立、翻身困难,服用消炎止痛药后症状未见明显好转,为求进一步治疗来就诊。查体:强迫体位,腰椎前屈、后仰受限,左侧腰肌紧张,左侧 L4、L5 椎旁压痛(＋),L3、L4、L5 两侧棘突旁深压痛(＋＋),痛处固定,局部可触及硬结条索状物,直腿抬高试验及加强试验(－)。舌暗红,苔薄白,脉弦涩。辅助检查:腰椎正侧位示未见明显异常。既往无腰椎间盘突出病史。

诊断　中医诊断:腰痛(气滞血瘀型);西医诊断:急性腰扭伤。

治则　活血行气、通络止痛。

治疗　取右侧腰痛点(位于手背侧,当第二、三掌骨及第四、五掌骨之间,当腕横纹与掌指关节中点处,共 2 个穴位)。患者取站立位,暴露前臂,局部皮肤常规消毒,选用 0.30 mm×40 mm 一次性无菌针灸针,得气后行平补平泻提插捻转法,使针下产生酸胀或重压感,最好使针感达于腕掌关节,进针后患者带针做下蹲、前屈、后伸、侧弯、旋转等腰部运动,以增强治疗效果。留针 20 min。

按 语

急性腰扭伤是一种常见的腰部损伤疾病,多在搬抬重物、扭转腰部等错误姿势时,腰背部两侧肌肉、筋膜、韧带、关节囊、滑膜等软组织及腰骶关节等结构遭到超负荷牵拉而引起的急性损伤,其主要表现为腰骶部疼痛及活动功能障碍,若长时间得不到纠正容易引发慢性腰痛等疾病,严重影响患者的生活质量。腰痛点属于经外奇穴,别名威灵穴、精灵穴,出自《小儿推拿方脉活婴秘旨全书》,是治疗腰椎间盘突出症急性发作的经验要穴。针刺留针期间嘱患者做躯体活动当属动气针法,此疗法源于人体阴阳整体平衡理论,带针活动可使患部产生运动热感、运动针感。针刺与运动疗法联合使用,不仅可改善患部疼痛,还可收缩舒张患部周围肌肉组织,缓解肌肉痉挛,纠正小关节紊乱,从而达到消肿止痛、恢复患部正常运动功能、缩短患者恢复时间的效果。

验案 2

杨某,女性,42 岁,2022 年 9 月 12 日初诊。

主诉 腰部疼痛伴活动受限 1 天。

现病史 患者因晨起搬重物,不慎扭伤腰部后出现腰部疼痛,呈持续性刺痛,以中间为甚,无双下肢放射痛,无撅臀跛行,自行服用消炎止痛药物症状未见明显好转。现为求进一步治疗,坐轮椅前来就诊。刻下:腰部刺痛,活动受限,纳寐可,二便调。查体:腰椎曲度存在,腰部活动受限,以转侧为甚,双侧腰肌紧张,双侧 L4—5 棘旁压痛明显,双侧直腿抬高试验因腰部疼痛无法进行,双侧腱反射正常,病理征未引出。舌质红,苔白,脉紧。

诊断 中医诊断:腰痛病(瘀血证);西医诊断:急性腰扭伤。

治则 行气活血、通络止痛。

治疗 取后溪穴。取1.5寸毫针,在常规消毒后,将其刺入双侧的后溪穴,使患者局部产生明显的酸胀感,留针同时指导患者活动,嘱其左右转动其腰部,放松腰部肌肉,尽其最大能力进行侧弯、前俯、下蹲、后仰的腰部运动,并逐渐加大腰部的活动幅度,完成后施针者立即出针。患者每日治疗1次,五次为1个疗程。

按 语

后溪穴属手太阳小肠经腧穴,又是八脉交会穴,通督脉,因此可以治疗督脉病症。《针灸大成·标幽赋》:"阳跷、阳维并督带脉,主肩背腰腿在表治病。"杨继洲解释督脉者,起于下极之腧……通手太阳小肠经,后溪是也。所以后溪穴可以治疗后部正中督脉循行线上的腰扭伤,此外手太阳经下交接足太阳经,所以急性腰扭伤也可以选用同名经的手太阳经,因此,后溪穴对腰扭伤位于腰部两侧足太阳经循行线上也有良效。

十二　急性踝关节扭伤

验案

黄某,男,34岁,2019年6月20日初诊。

主诉　右踝关节肿胀疼痛1天。

现病史　患者就诊前1日行走时因忽视下行台阶,致突发跌仆,右足第五趾外缘着地,足内翻扭伤。患者伤后自觉疼痛不明显,遂未就医,自行减少步行。今晨起下地时右踝疼痛加重,伴乏力,活动受限明显,遂来就诊。

查体:①右踝主、被动背伸活动度均较左踝受限,伴有疼痛;②右踝主、被动内翻活动度均较左踝受限,伴疼痛;③右踝主动跖屈疼痛、活动度较左踝受限,被动跖屈无疼痛、无活动受限;④右踝主动外翻疼痛、活动度较左踝受限,被动外翻无疼痛、不受限;⑤小腿、足踝、足部无肿胀。

诊断　中医诊断:筋伤病(气滞血瘀证);西医诊断:急性踝关节扭伤。

治则　行气活血、通络止痛。

治疗　养老透阳池。取1.5寸毫针,在常规消毒后,将其刺入踝关节扭伤对侧养老穴,调整进针方向,使针尖方向朝向阳池穴,同时嘱患者活动患侧踝关节,进针深度至有针感为度。

按 语

早在《灵枢·终始》中就有"病在上者下取之,病在下者高取之,病在头者取之足,病在腰者取之腘"的记载。急性疼痛时,疼痛处往往因各种原因肌肉会紧张,易激惹。如果直接在患者疼痛局部针刺,会加重患者的紧张,疼痛加重,而远道针刺可缓解患者紧张不适感。

"经脉所过,主治所及。"远道刺时可根据中医经络理论,灵活选穴。该案患者急性右踝关节扭伤,局部肿胀,右踝关节丘墟、申脉穴周围压痛明显,为足少阳、足太阳经筋病变。根据"同气相求"理论,穴取同名经手少阳、手太阳对侧经穴,养老透阳池穴,疏调气血。针刺同时活动患处,可使患者意念集中,气至病所,也是"治针之要,在于调神"的体现。

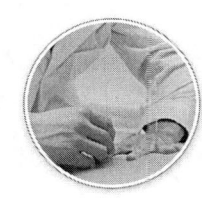

第二章 内科病证

一、中风

验案

曹某,男,67岁,退休,2021年10月19日初诊。

主诉 言语模糊伴右侧肢体活动不利1月余。

现病史 患者1月余前无明显诱因下突然出现头晕、头痛,伴右侧肢体乏力、言语不清、口角歪斜,遂送至宁波市第一医院急诊科。经头颅MR示:左侧基底节有新鲜脑梗灶,诊断为脑梗死。溶栓治疗后于神经内科住院,对症治疗1月余后,各项生命体征稳定,病情较前好转。经人介绍前来陈雷主任医师处就诊,刻下:神志清楚,精神可,言语稍含糊,口角稍左偏,右侧肢体活动不利伴轻微麻木,行走时呈偏瘫步态,无头晕头痛,无饮水呛咳,纳眠一般,大小便正常,舌黯红,苔薄,脉弦涩。

查体:右上肢肌力4级,右下肢肌力3级,右侧巴宾斯基征(+)。

诊断 中医诊断:中风-中经络(气虚络瘀);西医诊断:脑梗死恢复期。

治则 益气活血,疏经通络。

治疗 取穴:顶颞前斜线(患侧)、顶颞后斜线(患侧)、百会、水沟、内关(双侧)、曲池(患侧)、足三里(患侧)、合谷(双侧)、太冲(双侧)、太溪(双侧)、三阴交(双侧)、肩髃(患侧)、肩髎(患侧)、八邪(患侧)、八风(患侧)、阴陵泉(患侧)、阳陵泉(患侧)、丘墟(患侧)、照海(患侧)、支沟(双侧)。

患者取仰卧位,75%乙醇擦拭消毒。采用 0.30 mm×40 mm 毫针直刺,曲池、阳陵泉直刺,提插泻法,使肢体抽动;内关行捻转泻法;三阴交、太溪提插补法;合谷、太冲平补平泻;顶颞前斜线、顶颞后斜线自上至下透刺,得气后行小幅度快速捻转手法;其余穴位得气后平补平泻;肩髃-曲池、阳陵泉-足三里行 2 Hz 电针治疗,持续 30 min。每周 3 次,10 次 1 疗程。

采用上述验方,每周治疗 3 次,嘱其在治疗期间进行相关康复训练。治疗 1 周后,患者自觉右侧肢体麻木较前减轻,肌力无明显变化。治疗 1 个月后,患者右侧肢体麻木感基本消失,口角歪斜明显好转,言语清晰,右下肢肌力恢复至 4 级,肢体活动较前灵活。继续治疗 2 个月后基本痊愈。

按 语

中风病即西医概念中脑血管意外范畴,可分为缺血性脑卒中(脑梗死)和出血性脑卒中(脑出血),是脑血管疾病的主要临床类型,以突然发病、迅速出现局限性或弥散性功能缺损为共同临床特征,为一组器质性脑损伤导致的脑血管疾病。脑卒中是我国成年人致死、致残的首位病因,具有发病率高、致残率高、死亡率高和复发率高的特点,给社会、家庭带来了沉重的负担和痛苦。随着人口老龄化,脑血管疾病造成的危害日趋严重。脑卒中一般以药物治疗为主,必要时可行外科手术治疗。脑卒中后 70%~80%的患者存在不同程度的运动功能障碍,故在患者生命体征平稳、病情不再进展后,需尽快进行康复治疗。

"中风"为中医病名,首见于晋代葛洪的《肘后备急方》,以"猝然昏仆,不省人事"为主要特征。根据有无神志改变,一般将中风分为中经络、中脏腑两类。中风是由于多种原因引起机体阴阳失调,气血逆乱,使风、火、痰、瘀痹阻脑脉或血溢脉外,脑髓神机受损。中风病本虚标实,肝肾气血不足为本,风、火、痰、瘀为标,病位在脑,与肝、肾、心、脾关系密切。陈雷主任医师认为中风后之偏瘫症状与痿证类似,"治痿独取阳明",阳明经为多气多血之经,阳明经气血充实则气机升降有序而痰瘀散,气血生化有源而筋骨健;督脉入络于脑,能直达病所,"经脉所过,主治所及",故陈雷主任医师选择督脉及手足阳明经穴为主治疗本病。

研究发现,针灸可改善脑内动脉异常血流动力学状态,增强脑血管舒缩功能,降低脑血管阻力,减少血清和脑组织中的炎症因子,从而增加脑卒中患者病灶区的脑血流灌注,改善受损脑组织缺血缺氧状态,加速恢复神经功能;同时通过作用于患处穴位附近的神经血管,改善局部血液微循环,加强组织代谢,调节神经兴奋性,促进患处神经功能恢复;此外,针刺偏瘫肢体可通过本体感觉神经启动牵张反射引起相应的拮抗肌收缩,使痉挛侧亢进的肌张力降低,达到抑制痉挛的目的。

脑为元神之府,督脉入络脑,百会、水沟为督脉要穴,可醒脑开窍、调神导气;心主血脉藏神,内关为心包经络穴,可调理心气、疏通气血;太溪为肾经原穴,三阴交为足三阴经交会之所,可滋补肝肾;曲池、足三里可疏通肢体经络;太冲、合谷相配为四关穴,可调畅全身气机;顶颞前斜线、顶颞后斜线为国际头针标准线,针刺可以刺激头部经气,主治对侧肢体感觉、运动障碍;其余诸穴为辨证取穴,随证加减。诸穴共用,以达醒脑开窍,疏经通络之效。

二 高血压病

验案

钱某,女,71岁,退休人员,2020年7月5日初诊。

主诉 头晕半月。

现病史 患者半月余前于家中沙发平卧时自觉头晕,无恶心呕吐,无视物旋转,午睡后未见明显缓解。今日晨起出现上述症状再发,至当地卫生院就诊后,予苯磺酸氨氯地平1♯qd处理。现晨起头晕偶有,性质同前,为进一步治疗来就诊。既往有高血压病史20年余,最高血压达170/95 mmHg,平素服用苯磺酸氨氯地平1♯qd控制,自诉血压控制可。纳寐可,舌尖红苔薄,脉弦。

查体:150/90 mmHg。

诊断 中医诊断:眩晕(肝阳上亢);西医诊断:原发性高血压。

治则 疏肝理气,平肝潜阳。

治疗 取合谷、太冲、足三里、曲池、风池、百会、曲泉、肝俞、肾俞、丰隆、阴陵泉、中脘,毫针常规针刺,垂直进针,留针30 min。

嘱患者采取仰卧位,选用上述主穴,治疗3次后患者诉头晕症状较前稍有改善,嘱患者继续监测血压,可继续针灸门诊就诊。

按 语

原发性高血压是一种以动脉压升高为特征,并可累及心、脑、肾等器官功能的全身性疾病。据全国统计资料显示:我国现有高血压患者已达2.1亿人,每年新增350万以上,其中约60%的病人的血压在上压140～160 mmHg、下压90～95 mmHg的范围内。全国每年因高血压及其并发症死亡人数超过100万。由高血压引起的中风患者每年有200万,全国心脑血管病总共死亡人数每年在300万以上,在人类死亡原因中占据第一位。目前高血压病治疗主要为各类高血压药物的应用,药物治疗的目的是通过降低血压,预防或延迟心脑血管疾病的发生。但高血压的疗程常伴随终身,长期服用降压药物容易引起各种不良反应,并且对身体重要器官也会产生副作用,进一步加重高血压的发展。因此,高血压治疗要以个体化治疗为原则,针对不同患者、不同病期、不同年龄阶段等特点,给予科学合理的治疗。同时,要根据患者病情变化及时调整治疗方案,以控制血压稳定,减少器官损伤,预防并发症为目的。

高血压病为现代医学病名,在中医学古籍中没有以"高血压"作为专病及病名的记载。首先提到高血压病的是清末民初的河北名医张锡纯,将其称为脑充血病,其实质是在高血压的基础上合并高血压脑病或合并中风后医家多将其归属于中医学的"眩晕""头痛""厥""肝风""中风""肝阳"等范畴。目前,诸医家多认为高血压的病因主要是饮食不节、起居无常、七情内伤、劳逸失度、年老体虚、禀赋不足等。对高血压病机的认识,可归纳为风、火、痰、虚、瘀几方面。其病位在肝,与脾、肾有密切的关系。陈雷主任医师认为,本病主要责之为肝脾,并提出活血散风、疏肝健脾为治疗大法。

风池可疏调头部气机、平肝潜阳;合谷、太冲分别为手阳明经、足厥阴经之原穴。合谷属阳,太冲属阴,两者相合为四关穴,可调和气血、疏通经络、调脾疏肝。足三里、曲池分别为足阳明经和手阳明经的合穴,曲池可调节大肠传化糟粕的功能,通调腹气,气机和畅;足三里可补益脾胃,配伍应用以治其本。百会位于巅顶,为诸阳之会,取之可泻诸阳之气,平降肝火。其余随证加减。

三 低血压病

验案

叶某,女,50岁,职员,2019年7月5日初诊。

主诉 乏力2年余。

现病史 患者2年余前在家中长时间干家务后出现四肢乏力,伴少许头晕,无恶心呕吐,无视物旋转等,平卧休息后稍缓解,此后乏力时作,休息不能完全缓解,至医院就诊,查体见BP 90/60 mmHg,电解质等未见异常,予口服"珍宝丸"等药物后未见明显改善。近年来患者曾行口服中药、各类养生艾灸等均未见明显疗效。今为求针灸治疗,来门诊就诊。纳寐一般,舌淡红苔薄白,脉细弦。

查体:92/65 mmHg。

诊断 中医诊断:虚劳(气血亏虚);西医诊断:低血压。

治则 益气补血。

治疗 取心俞、脾俞、肾俞、百会、足三里、内关、关元、气海、三阴交、膻中,毫针常规针刺,垂直进针,留针30 min。

嘱患者采俯卧位,选用上述主穴,心俞、脾俞、肾俞采用艾盒灸,30 min后改用仰卧位,选取百会、足三里、内关、关元、气海、三阴交,常规针刺留针20 min。经治疗10次后患者肢体乏力症状较前改善。

按 语

低血压是指收缩压低于 90 mmHg 和/或舒张压低于 60 mmHg。低血压的主要危害是造成人体各器官供血不足。多好发于老年人、青年女性及身体瘦弱者。其中,体质性低血压最为常见,一般认为与遗传和体质弱有关,多见于 20～50 岁的妇女和老年人,轻者可无任何症状,重者可出现精神乏力、头晕、头痛,甚至晕厥。一般此类患者的血管收缩调节功能较差,多缺乏体育锻炼。不会引起体征或症状或仅引起轻微症状的低血压几乎不需要治疗,但有相应躯体症状的人群应该引起重视,增强相应体质锻炼或相应干预。

体质性低血压症现代医学以营养支持、对症处理、运动锻炼为主治疗,尚无明显针对性及特殊治疗方法,其病因并不十分清楚,多与家族遗传性及个体特异性相关。中医学按其主要临床症状特点,可分别归类属"晕厥、心悸、虚劳"病证范畴,综合各医家对原发性低血压病的病因病机认识多以虚为主,治疗上以补法为主。本病与心、脾、肾等关系密切。基本病机为气血亏虚。

心俞、脾俞、肾俞为心、脾、肾的背俞穴,背俞穴与五脏六腑内外相应,关系密切,是五脏六腑之气转输聚会于背部的重要穴位,可益气养血;百会属于督脉,入络于脑,可益气升阳;足三里为胃下合穴,是常用的保健穴,可健脾益胃化生气血。

四 面瘫

验案

胡某,女,30岁,职员,2020年11月28日初诊。

主诉 左侧口眼㖞斜5天。

现病史 患者5天前因受寒后出现左侧口眼㖞斜,口角向右侧歪斜,左侧抬眉不能,眼睑闭合不全,耸鼻欠佳,鼓腮漏气,耳后疼痛,进食后有食物残留,味觉减退,无耳鸣耳聋。遂于某市级医院神经内科就诊,查头颅CT未见明显异常,诊断为"周围性面神经麻痹",予激素、抗病毒及营养神经等治疗后未见明显改善,故慕名前来寻陈雷主任医师诊治。胃纳可,二便调,舌淡苔白,脉浮。

查体:左侧额纹消失,眼睑闭合不全,鼻唇沟较右侧变浅,耳后压痛(+),鼓腮、示齿试验(+)。

诊断 中医诊断:面瘫病(风邪入络);西医诊断:周围性面神经麻痹。

治则 疏风解表,通络牵正。

治疗 取患侧攒竹、丝竹空、阳白、四白、迎香、颊车、地仓、翳风、水沟及双侧风池、合谷。从第二次治疗开始,加用电针,连接攒竹和丝竹空,地仓和翳风,以患者舒适为度。同时配合醋酸泼尼松抗炎、阿昔洛韦抗病毒、甲钴胺及维生素B_1营养神经等常规治疗,嘱其治疗期间,避风寒,注意休息,忌烟酒及辛辣刺激之物。15次后基本痊愈。

按 语

周围性面神经麻痹是因病毒感染、炎性反应等导致局部神经营养血管痉挛,神经缺血、水肿引起神经损伤而出现面肌瘫痪。其主要表现为患侧面部表情肌瘫痪,额纹变浅或消失,不能皱额蹙眉,眼睑闭合无力,眼裂扩大,鼻唇沟变浅,口角下垂,露齿时口角歪向健侧,鼓气、吹口哨漏气,食物易滞留患侧齿龈,可伴有患侧耳后持续性疼痛和乳突部压痛。此外,鼓索以上面神经病变可出现同侧舌前 2/3 味觉消失;镫骨肌神经以上部位受损则同时有舌前 2/3 味觉消失及听觉过敏;膝状神经节受累时,除以上表现外还有患侧乳突部疼痛,耳廓、外耳道感觉减退和外耳道、鼓膜疱疹,即 Ramsay-Hunt 综合征。本病年发病率为 11.5/10 万～53.3/10 万,对患者身心健康损害较大,严重降低了患者生活质量。目前,关于周围性面神经麻痹的治疗,主要以减轻面神经水肿,缓解神经受压,改善局部血液循环,促进神经功能恢复,包括药物疗法,物理疗法及手术疗法。既有研究表明,针灸疗法在治疗周围性面神经麻痹上具有确切疗效,显示出独特的优势,与其他疗法有机结合,可进一步提升治疗效果,促进患者疾病康复,降低面神经麻痹后遗症影响。

中医学中无"周围性面神经麻痹"的称谓,其症状与古医籍中论述"口僻""口㖞""吊线风"等症状相似,应属其范畴。中医认为,面瘫的主要病因是气血不足,脉络空虚,卫表失和,风邪乘虚而入,侵袭面部太阳、阳明、少阳经络,使面部三阳经经气受阻,经筋失养,面部筋肉纵缓不收,发为面瘫。故而陈雷主任医师宗"经脉所过,主治所及"之旨,以手足三阳经经穴为主治疗本病。针灸能疏通经络,濡养经脉,调和气血。现代研究发现,针刺治疗能改善面部局部血液供应,消除炎症,有效减轻面神经水肿、减轻面神经局部炎症、促进受损面神经的修复,提高面部肌力,使面神经和表情肌功能恢复正常。

本方的关键是分期治疗,急性期(1～7 天)、稳定期(8～15 天)

面部穴位手法宜轻不宜重，取穴宜精不宜滥，远道腧穴行泻法且手法宜重，遵循"浅纳""疾出"原则，祛邪不伤正，浅刺多捻法为主。恢复期(16天~3个月)应掌握扶正祛邪并重原则，以达到"祛邪不伤正，扶正不滞邪"之目的。后遗症期(3个月以上)肌肉松弛、萎缩者，多采用"温通""深刺""滞针"等强刺激，有利于激发经气，促进神经功能恢复；面肌痉挛、抽搐者，针刺治疗宜浅而勿深，采用手法轻巧、刺激量小的浅刺多穴多捻有助于促进面部微循环，营养神经及局部组织，同时激活神经递质冲动，利于松肌解痉，恢复面肌正常运动，类"补法"，有别于初期浅刺泄邪之"泻法"。

面部腧穴可疏调局部经筋气血，活血通络；面口合谷收，合谷为循经取穴，与近部腧穴翳风相配，祛风通络。风池、风府、外关、曲池、足三里为辨证论治；攒竹、丝竹空、迎香、水沟、承浆、廉泉为局部取穴，根据临床实际，随症加减。诸穴相配，共奏疏调经筋、祛风通络之功。

五 面肌痉挛

验案

王某,女,42岁,会计,2020年11月15日初诊。

主诉 右侧眼睑及面部肌肉抽动半年,加重1月。

现病史 患者半年余前疲劳后出现右上睑轻微抽动,时发时止,当时未予重视,后逐渐出现整个右面部肌肉不自主抽动,发作频率较前增高,劳累、情绪激动或精神紧张时诱发,曾在外院行头颅CT未见明显异常,诊断为"原发性面肌痉挛",予营养神经等药物治疗后症状无明显缓解。慕名前来寻陈雷主任医师诊治。刻下症见右侧下眼睑及面部肌肉不自主抽动,情绪焦虑,神疲乏力,纳寐欠佳,大便偏溏,平素畏寒肢冷。查体:右侧下睑及面部肌肉不自主抽动。

诊断 中医诊断:面风(肝风内动);西医诊断:面肌痉挛。

治则 疏风通络止痉。

治疗 针刺患侧攒竹、四白、颊车、地仓、翳风;风池、合谷、太冲、迎香、下关、足三里、曲池、外关、阳陵泉、悬钟,留针30 min。每周三次,10次为1疗程。

采用上述验方,每周治疗三次。经3次针刺治疗后,患者诉面肌抽动程度及发作频率均减轻,睡眠及胃纳较前也有所改善。嘱其治疗期间避风寒,保持心情舒畅,注意休息。随着治疗持续进行,面肌痉挛情况逐步缓解,12次后基本痊愈。

按 语

面肌痉挛是多种原因导致的一侧或双侧面部肌肉(眼轮匝肌、表情肌、口轮匝肌)反复发作的阵发性、不自主的抽搐,在情绪激动或紧张时加重,严重时可出现睁眼困难、口角歪斜及耳内抽动样杂音。本病具体病因及发病机制尚未完全明确,一般认为位于面神经根部出口区的神经血管压迫征象为其主要病因。HFS虽不会危及生命,但反复发作,给患者身心健康带来很大影响,会引起患者抑郁、焦虑等情绪障碍,严重影响社交能力与生活质量。现代医学对于HFS主要有药物治疗、肉毒毒素注射及面神经微血管减压术。但3种治疗方式均有一定缺点,药物治疗及注射肉毒毒素均能改善痉挛症状,并不能完全治愈,且长期使用可能造成肝功能损害、耳鸣、震颤、面瘫等不良反应;微血管减压术的疗效受多种因素影响,存在发生听力减退、术后复发、损伤患者脑部等风险。针灸治疗HFS疗效显著、副作用少、患者接受度高,近年来在临床上得到广泛应用。

中医学中并未提出"面肌痉挛"病名,其症状与古医籍中论述"面风""筋急""筋惕肉瞤"等病相似,应属其范畴。针刺治疗可以促进面部血液循环,消除刺激源,并使针刺信号与某些异常传入信号吻合,从而降低了异常信号的传入,消除了面神经的异常兴奋状态,抑制面肌兴奋性增高,缓解面部肌肉痉挛。《素问·经筋篇》所载阳明经、太阳经、少阳经病变等均可导致面肌痉挛的发生。手足六阳经筋皆循行过头面,太阳为"目上纲",阳明为"目下纲",少阳经筋有分支结于目外眦,故其急则目不合,引频移口。故而陈雷主任医师遵"经筋所过,主治所及"之旨,选取六阳经经穴治疗本病为主。

攒竹、四白、颊车、地仓疏通局部经筋气血;风胜则动,风池、翳风为祛风要穴,可熄风止痉;面口合谷收,合谷为大肠之原穴,大肠经上颈,贯颊,入下齿中,还出挟口;太冲为肝之原穴,肝经从目系下颊里,环唇内,两穴相配为"四关"穴,可祛风通络;迎香、下关、足三里、曲池、外关、阳陵泉、悬钟乃辨经论治；太溪、三阴交、血海补益气血、滋水涵木、调肝养脾，诸穴相配，标本皆治，以达舒筋通络，熄风止搐之效。

六 颤证

验案

陈某,男,66岁,2021年12月13日初诊。

主诉 双上肢不自主震颤1年余。

现病史 患者1年前无明显诱因下出现双上肢不自主震颤,伴反应迟钝,夜寐欠佳,无意识障碍。于当地医院诊断为帕金森病,长期服用美多芭等药物控制症状,经人介绍前来陈雷主任医师处求诊。刻下:情绪低落,双上肢不自主震颤,紧张时加重,面容呆板,动作迟缓、僵硬,反应迟钝,慌张步态,四肢乏力,心悸懒言,眠浅易醒,盗汗,尿频。舌质淡,苔薄白,脉弦。

诊断 中医诊断:颤证(肝风内动);西医诊断:帕金森病。

治则 滋补肝阴,熄风止痉。

治疗 针刺百会、四神聪、风池、太冲、合谷、阳陵泉、曲池、太溪、肝俞、肾俞、三阴交、丰隆、阴陵泉。隔天治疗1次,每周3次,10次为1个疗程。

采用上述验方,隔日针灸1次,每周治疗3次。治疗3个月后,患者精神好转,情绪较前开朗,上肢震颤幅度减轻,肢体动作较前灵活,嘱患者保持乐观心态,避免劳累。再次治疗3个月后,患者言语表达基本清楚,精神可,肢体震颤不明显,夜寐可。

按 语

帕金森病又名震颤麻痹,是一种由于黑质多巴胺能神经元大量变性死亡伴神经元细胞质内嗜酸性包涵体即路易小体形成,导致黑质纹状体通路变性而产生的神经系统疾病。本病常见于中老年人,目前我国PD患病率达1.7%,且由于老龄化社会的到来,我国PD患病人数正持续增加。PD起病缓慢,往往呈进行性加重,其典型临床症状为静止性震颤、肌强直、运动迟缓和姿势步态异常。此外还可伴有大量非运动症状,如嗅觉减退、睡眠障碍、便秘、多汗、抑郁等。随着病程的进展,运动症状和非运动症状逐渐加重,至疾病后期常出现运动并发症,包括药物疗效减退、"开-关"现象、异动症等。疾病后期患者常因平衡障碍、跌倒、冻结步态、吞咽困难和语言障碍等导致生活无法自理,甚至长期卧床,生活质量严重下降。药物治疗是PD的首选疗法,也是整个治疗过程中的主要治疗手段,后期可配合手术、康复及心理治疗。但无论药物还是手术,都只能改善症状,不能有效地阻止病情发展,更无法治愈。长期的药物治疗会造成大量不良反应,且出现药物疗效明显减退。针灸作为一种辅助代替药物治疗手段,可以减少长期使用药物对人体的刺激。近年来,越来越多的临床研究表明针灸在辅助治疗PD中表现出明显的优势,具有减轻药物副作用、延缓病程发展、提高患者生存质量、改善临床症状等优点。

帕金森病属中医"颤证""震颤"范畴。《素问·至真要大论篇》提出"诸风掉眩,皆属于肝""诸暴强直,皆属于风"。陈雷主任医师认为肝风内动,筋失所养是帕金森病的基本病机,病变脏腑主要在肝,涉及脾、肾等。肝脏阴血亏虚,日久则至肝风内动,筋脉失于濡养而致筋急不柔、筋脉拘挛;肾藏精,主骨生髓通脑,肾精亏虚则髓少,脾虚则不能荣养,脑髓、脏腑失养而致机体拘挛颤动,遂发为本病。本病病位在脑,督脉上行入脑,总督一身阳气。故陈雷主任医师选取督脉、足厥阴肝经穴治疗本病为主。

本病病位在脑,百会、四神聪均位于巅顶部,通过督脉入络脑,可醒脑、宁神、定颤；风池为胆经要穴,肝胆相表,以胆治肝,则肝风熄、颤动止;合谷、太冲为"四关"穴,可平肝熄风、抗痉止搐;太冲、太溪分别为足厥阴肝经、足少阴肾经之原穴,可以滋补肾水以养肝木,平肝熄风止痉;阳陵泉为筋会,可柔筋止颤;阳明经多气多血,曲池为手阳明经之合穴,主手挛筋急,刺之可通经络、行气血,缓解筋脉挛急;肝俞、肾俞、三阴交、丰隆、阴陵泉、足三里、气海为辨证取穴。诸穴合用,共奏柔肝熄风、宁神定颤之效。

七 痴呆

验案

王某,女,80岁,2019年10月15日初诊。

主诉 记忆力下降2年余,加重半年。

现病史 患者2年前无明显诱因下出现记忆力减退,未予重视,半年来记忆力减退加重,伴有重复语言,情绪急躁,易激惹,精神行为无明显异常,日常生活基本自理。外院行脑电图检查提示波幅降低和α节律减慢,头颅MR显示全脑皮质及双侧海马轻度萎缩,MMSE评分:20分,MOCA评分:8分,ADL评分:40分,诊断为"阿尔茨海默病",予多奈哌齐治疗后,患者症状有所缓解。为求进一步治疗,来陈雷主任医师处求诊。刻下:记忆力下降,反应稍迟缓,情绪低落,稍焦虑,神疲乏力,易气短汗出,偶有头晕耳鸣,入睡困难,大便易稀。舌淡,苔薄白,脉细弱。

诊断 中医诊断:痴呆;西医诊断:阿尔茨海默病。

治则 益肾填髓、健脑调神。

治疗 针刺百会、神庭、四神聪、风府、神门、太溪、悬钟、三阴交、足三里、肾俞、脾俞、丰隆、膈俞、血海。隔日针灸1次,每周治疗3次。

治疗1个月后,患者神疲乏力较前好转,精神可,夜寐情况改善。继续治疗3个月后,患者自诉记忆力较前稍有好转,情绪及反应基本正常,气短汗出症状改善,配合药物治疗情况稳定。

按 语

阿尔茨海默病是发生于老年和老年前期、起病隐匿且持续进行性发展的中枢神经系统退行性疾病,是最常见的痴呆类型。AD 的临床特征为认知功能障碍和行为损害,常见临床表现为记忆障碍、失语、失用、失认、视空间能力损害、抽象思维和计算力损害、人格和行为改变等,严重危害患者的身心健康并影响其生存质量,给家庭及社会带来沉重的负担。AD 患者的主要病理学特征是 β-淀粉样蛋白沉积形成的神经炎性斑、过度磷酸化的 tau 蛋白异常聚集形成的神经原纤维缠结、神经元缺失和胶质增生。现代医学治疗 AD 多应用胆碱酯酶抑制剂,如多奈哌齐及卡巴拉汀等药物进行对症治疗,单纯药物治疗虽能在一定程度改善认知功能、延缓病情,但 AD 病程较长,长期应用存在较多不良反应。

中医学对阿尔茨海默病并没有直接的记述,根据其临床表现,可将其归为中医的"痴呆"或"呆病"等范畴。陈雷主任医师认为 AD 本虚标实,肾虚为本,痰瘀为标,基本病机是髓海失养,神机失用。《灵枢》提出"精成而脑髓生""五谷之津液,和合而为膏者,内渗入于骨空,补益脑髓"。肾藏精,精生髓,髓通于脑,肾精充足则脑髓得养,元神清明,肾精亏虚则髓海空虚,脑失所养。除了肾中的先天之精,脑髓同样需要后天水谷精微的濡养。脾胃为后天之本,脾胃虚弱则运化失司,痰浊内生,气血化生无源;心主神明,心失所养则行血不利,不能上润于脑。病程日久,痰瘀阻滞,上蒙清窍,脑络受阻,亦致脑髓失养,进一步加重患者症状。故陈雷主任医师认为,AD 病位在脑,但与肾、脾、心三脏关系密切,选取督脉、肾经、脾经、胃经、心经穴位治疗本病为主。

"脑为元神之府",百会、神庭、风府均属督脉,可通过督脉内入络脑,四神聪位于巅顶,乃局部取穴,可醒脑调神;心主神明,神门为心经原穴,可调神益智;脑为髓海,肾主骨生髓,太溪可补肾益髓;悬钟为八会穴之髓会,刺之可滋养脑髓,使髓海得充,健脑益智；足三里补益后天，化生气血以资肾生髓。肾俞、三阴交、脾俞、丰隆、膈俞、血海辨证取穴。诸穴合用，共奏益肾填髓、健脑调神之效。

八 不寐

验案

杨某,女,53岁,退休,2018年10月29日初诊。

主诉 入睡困难4年,加重半月。

现病史 4年前患者因思虑过度导致睡眠变差,4年来患者入睡困难,醒后难以入睡,每晚睡3~5个小时,白天自觉神疲乏力、头昏、双眼干涩,间断服用艾司唑仑片,睡眠状态稍有改善,但白天仍精神不佳,近半月时有彻夜不眠,白天神疲乏力,头部紧绷感,双眼干涩,慕名来陈雷主任医师处求针灸治疗,现症见:入睡困难,醒后难以入睡,时有彻夜不眠,神疲乏力,头部紧绷,双眼干涩,纳一般,二便尚调。否认冠心病史;否认高血压病史;否认糖尿病史。心电图正常,头颅MRI检查正常。

查体:患者神色焦虑,面色晦滞,体型偏瘦,舌暗红,白腻苔,脉弦涩。

诊断 中医诊断:不寐(气滞证);西医诊断:失眠。

治则 疏肝理气,安神助眠。

治疗 取百会、四神聪、神门、内关、安眠、三阴交、申脉、照海、期门、太冲。患者取俯卧位,75%乙醇擦拭消毒,穴位均常规针刺,进针后进行快速均匀提插捻转,得气即止。其中,申脉穴使用泻法、照海穴使用补法,余穴使用平补平泻法。共留针30 min,每周3次,隔天1次,4周为一个疗程。

治疗一周后,患者睡眠好转,每晚睡眠时间可达 5 个小时左右,头部紧绷感较前减轻,双眼干涩好转,乏力症状明显减少。

按 语

失眠是指患者即使置身于合适的睡眠机会和睡眠环境里,仍然不满足于睡眠时间和(或)睡眠品质,同时对日间的社会功能产生不同程度影响的一种主观体验。主要表现为过早觉醒、睡眠启动困难(入睡时间>30 分钟)、睡眠状态维持困难(夜间觉醒总次数≥2,且醒后难以入睡)、总睡眠时间缩短(一般<6.5 小时)、睡眠质量降低,常感困倦乏力,精神不佳,使得患者的生活质量下降,给日常生活带来困扰,对患者的社会功能造成严重的影响。失眠在全球范围内的发病率呈上升趋势,在我国的发生率已经高达45.4%。流行病学研究表明,失眠是高血压、中风、焦虑和抑郁以及免疫力降低等问题的危险因素。引发失眠的因素与患者的性别、年龄、家族遗传、身心健康、社会环境、服药习惯、睡眠习惯等有关。目前治疗失眠以心理治疗结合药物为首选疗法,其中药物治疗主要包括如抗癫痫药、抗抑郁药、褪黑素及其他镇静药物等,这些药物改善睡眠的方式是通过对中枢神经系统的抑制而产生疗效,具有快速见效、短期助眠效果明显等优势,然而长期使用这些药物易带来过度镇静、耐受性及成瘾性等不良反应,因此找到一种可以替代西药的绿色治疗成为患者迫切的需求。针灸能从整体上调整阴阳平衡、调节营卫气血从而起到镇静安神的作用,且安全、简便、无副作用。陈雷主任医师以安神法为治疗原则,精简穴位,对于失眠的治疗有独到经验。

中医将失眠纳入"不寐""夜不瞑"范畴,《外台秘要》最早使用"失眠"一词。"不寐"作为病名最早出现于《难经》。导致失眠发生的病因很多,如饮食不节、劳倦过度、情志失常等。《景岳全书》云:"不寐证虽病有不一,然惟知邪正二字则尽之……神安则寐,神不安则不寐。"陈雷主任医师认为气血是神之根,神不内藏的具体原因主要在气虚、血虚、气郁、血瘀四个方面,人体气血充足、通调是心神、脑神及五脏神各安其位的充分必要条件,所以治疗时必须注意调神。人体神安静守舍方能入睡,神不安难守舍则会导致失眠、多梦、梦游等睡眠障碍。现代研究认为脑干上行网状抑制系统和上行网状激活系统失衡是失眠的主要病因,并且任何破坏控制睡眠的大脑解剖结构和影响递质传递功能的原因都可以引起失眠。针刺可以调节失眠患者的神经递质分泌及其功能,进而调节脑干上行网状抑制系统和上行网状激活系统的平衡。

  陈雷主任医师治疗失眠采用泻申脉补照海的方法,取穴精少,患者痛苦少。《针灸甲乙经》曰:"今邪客于五脏……阳气盛则阳满,不得入阴,阴气虚不得入眠。"失眠在脉表现为阳满而阴虚,通过泻申脉、补照海,而泻阳补阴,调节人体阴阳,阴阳调和,则心有所养,神有所藏,不寐之症去也。处方中百会、四神聪、安眠有醒脑安神、养脑填髓作用,穴在头部,头部穴能增加脑部血液循环而改善睡眠,即脑髓得养,神得所藏,精神乃治,夜寐可安。神门、内关定心安神,三阴交健脾调肝肾、养血助眠,申脉、照海调节阴阳跷脉、促睡眠。诸穴相配,标本皆治,共奏养血镇静安神之功。

九　心悸

验案

乐某,女,26岁,学生,2018年1月5日初诊。

主诉　心悸3月余。

现病史　患者3月余前熬夜后次日出现心跳加速,自觉有少许胸闷,无恶心,无心绞痛,无胸背痛等证,间断发作,初始发作频率不高,未重视。后发作频率增加,夜间影响睡眠,至医院就诊查心电图未见明显异常,予稳心颗粒等口服治疗未见明显改善。为求针灸治疗,来门诊就诊。舌淡苔薄白,脉细。

查体:心率102次/分。

诊断　中医诊断:心悸(心血不足);西医诊断:阵发性心动过速。

治则　补益心血,安神定悸。

治疗　主穴:心俞、厥阴俞、内关、神门。配穴:脾俞、足三里、膈俞、太溪、三阴交、胆俞、日月。选用主穴,并针对心血不足、心虚胆怯、肾气亏虚等选用相应配穴。毫针常规针刺,留针30 min。注意背俞穴不可直刺过深。每周治疗三次,连续治疗两周后自觉心悸发作频率降低,继续巩固治疗两周而愈。

按　语

室上性心动过速是临床常见的一种阵发性、快速、规则的异位心律,心脏器质性病变、功能性障碍均可引起室上性心动过速,可引起心悸、强烈心跳感、多尿、出汗、呼吸困难等症状,持续时间长者可出现心绞痛、头晕、晕厥。室上性心动过速发作如得不到及时中止可引起心肌缺血、心力衰竭,甚至引起心源性休克、死亡等严重不良后果。

现代医学应对室上性心动过速的方法较多,基本可分为胺碘酮、美托洛尔等药物治疗以及心脏射频消融术。此外,随着中医药理论和临床实践的不断研究及发展,中医药在治疗心动过速方面的优势逐步凸显。

室上性心动过速在中医学中归属于心悸病。心悸病是因外感或内伤,致气血阴阳亏虚,心失所养;或湿邪、痰饮、瘀血阻滞,心脉不畅,引起以心中急剧跳动,惊慌不安,甚至不能自主为主要临床表现的一种病证。因惊恐、劳累而发,时作时止,不发时如常人,病情较轻者为惊悸;若终日悸动,稍劳尤甚,全身情况差,病情较重者为怔忡。《伤寒杂病论》中认为本病可由惊扰、水饮、虚劳及汗后受邪等因素诱发。朱丹溪则认为血虚、痰迷、痰火是惊悸的主要病因。

陈雷主任医师治疗本病,首先注重明确诊断、辨别禁忌证,在治疗方面,注重辨经辨证。正所谓"经络所通,主治所及",内关以及神门所在的两条经络,均与心脏有着密切的联系。内关穴是手厥阴心包经之络穴、八脉交会穴,《针灸甲乙经》中有云:"心澹澹而善惊恐,心悲,内关主之。"《备急千金要方》中云:"凡心实者,则心中暴痛,虚则心烦,惕然不能动,失智,内关主之。"神门为手少阴心经输穴、原穴,也可以用来治疗各类心脏疾病。而在现代临床及实验室研究中有研究认为,针刺内关穴可以通过调节自主神经,从而调节心脏功能;通过调节自主神经系统的活动而实现增强冠脉血流量、激活垂体——肾上腺皮质系统的体液因子、改善心功能,从而起到纠正心律失常的作用。也另有研究发现,心脏支配神经节段为 C6～T10,内关穴区肌肉由人体正中神经支配,其纤维来自 C6～T1,两者在 C6～T1 有交汇重叠。心脏和内关穴的神经纤维有部分来自脊神经和迷走神经节中的同一个神经元。心脏与内关之间既存在通过中枢联系的长反射,也存在着不依赖中枢神经系统进行联系的短反射,两者的联系途径主要是正中神经。其次,注重各类兼证,辨别心血不足、心虚胆怯、肾气亏虚等随证施治。

十 感冒

验案

马某,男,31岁,职员,2020年10月16日初诊。

主诉 鼻塞流涕3天。

现病史 患者3天前夜间骑车着凉后出现鼻塞,伴流清涕,打喷嚏,当时未重视,回家自行服用"感冒灵冲剂"后症稍缓解,未再服药。今晨起自觉鼻塞加重,流黄浊涕,伴咽喉部疼痛,脘腹胀满不适,舌质偏红,苔薄微黄,脉浮。

查体:体温37.3℃,扁桃体Ⅰ°肿大。

诊断 中医诊断:感冒(风热证);西医诊断:感冒。

治则 疏风解表,清热化痰。

治疗 主穴:列缺、合谷、风池、外关、肺俞;配穴:风门、曲池、足三里、大椎。其中列缺、合谷、风池、外关行常规针刺,同时在肺俞、大椎处拔罐。连续治疗两次患者鼻塞流涕症状明显好转,3天后随访患者诉感冒已近愈。

按 语

感冒是一种临床常见的急性上呼吸道病毒性感染性疾病,多由鼻病毒、副流感病毒、合胞病毒、柯萨奇病毒、冠状病毒、腺病毒等引起。临床症状常表现为鼻塞、喷嚏、流涕、发热、咳嗽、头痛等,多呈自限性,一般无发热及全身症状,或仅有低热、不适、轻度畏寒、头痛。大多散发，冬、春季节多发，季节交替时多发。感冒常采用对症治疗，一般以解热镇痛药缓解头痛、头晕、全身肌肉酸痛，鼻黏膜血管收缩药缓解鼻塞。若症状进一步加重，引起呼吸道感染或全身症状明显，则需根据相关指标进一步选用抗菌药物或抗病毒药物。

感冒是感受触冒风邪而导致肺失宣肃，卫表不和的常见外感疾病，临床表现以鼻塞、流涕、喷嚏、咳嗽、头痛、恶寒、发热、全身不适、脉浮等为其特征。本病根据病情的轻重和感邪的不同，又有伤风、冒风、冒寒、重伤风、时行感冒等名称。《素问·骨空论篇》载："风从外入，令人振寒，汗出头痛，身重恶寒。"《灵枢·百病始生》载："卒然逢疾风暴雨而不病者，盖无虚，故邪不能独伤人……"论述了风邪从卫表侵入，但正气不虚，邪不可干；《素问·热论篇》记载："今夫热病者，皆伤寒之类也。"指出发热症状是由于人被寒邪所伤。汉代张仲景《伤寒论》以桂枝汤治疗表虚证，以麻黄汤治疗表实证，为感冒的辨证治疗奠定了基础。

综合而言，感冒以风邪为主因，每与当令之气或非时之气夹杂为患。病位在肺卫。陈雷主任医师治疗本病，选取手太阴、手阳明为主，并注重辨证，明确风寒、风热、暑湿等证，另选取配穴，同时兼顾头痛、恶心等兼证。

本病病在肺卫，太阴、阳明互为表里，列缺、合谷为手太阴、手阳明经原穴，可祛风解表。感冒常以风邪为主，夹杂寒、热、湿侵袭机体，风为阳邪，轻扬开泄，易袭阳位，风池属阳维和胆经汇聚，主要位于脑部后方，为治风要穴，取之可疏散风邪。外关为手少阳经络穴，又为八脉交会穴，阳维脉经此与手少阳经相通，可通利三焦，疏风清热。肺俞为手太阴经背俞穴，肺主皮毛，司腠理开合，可调整肺脏，祛邪外出。配穴随证加减。

十一 咳嗽

验案

曾某,女,35岁,职员,2020年10月25日初诊。

主诉 咳嗽1月余。

现病史 患者1月余前受凉感冒后出现咳嗽,当时未重视,自行休息后鼻塞、流涕等感冒症状缓解,咳嗽仍有,有白痰,伴咽干、咽痒不适,至医院就诊,予"阿斯美、顺尔宁"等药物口服治疗,未见明显改善。半月前复诊予血常规+CRP检查未见异常。胃纳一般,夜寐可,小便正常,大便偏黏。舌淡红,苔偏厚,脉细滑。

查体:两肺呼吸音稍粗,无干湿啰音。

诊断 中医诊断:咳嗽(痰湿蕴肺);西医诊断:咳嗽。

治则 解表利咽,化痰利湿。

治疗 针刺肺俞、列缺、天突、丰隆、合谷、足三里。针刺结束后在肺俞处拔罐。其中天突为针尖垂直皮肤切面直刺快速透皮,快速透皮后改沿胸骨柄后缘向下斜刺,进针约0.5寸;列缺沿上臂方向平刺约0.3寸,其余主穴常规针刺。留针30 min。复取俯卧位,以闪罐法在双侧肺俞处留置火罐,留罐30 min。每周3次,10次为1疗程。

经5次治疗,患者咳嗽、咽干、咽痒等不适症状全部消失。

按 语

咳嗽是指胸腔突发性地收缩,造成肺部猛烈释放空气的动作,通常伴随声音,并反复出现。咳嗽是人体的一种保护性呼吸反射动作。当异物、炎症、分泌物或过敏性因素等刺激呼吸道黏膜里的感受器时,冲动通过传入神经纤维传到延髓咳嗽中枢,引起咳嗽。咳嗽常见于呼吸系统疾病,如咳嗽无痰或痰量很少为干咳,常见于急性咽喉炎、支气管炎的初期;急性骤然发生的咳嗽,多见于支气管内异物;长期慢性咳嗽,多见于慢性支气管炎、肺结核等。咳嗽虽然是一种保护性的反射动作,但也可能把气管病变扩散到邻近的小支气管,使病情加重。此外,持久剧烈的咳嗽不仅影响休息,还易消耗体力,并可引起肺泡壁弹性组织的破坏,诱发肺气肿。

咳嗽是临床常见病,中医治疗咳嗽历史久远,早在《黄帝内经》即对咳嗽有专门的论述,《素问·咳论篇》言:"五脏六腑皆令人咳,非独肺也。"指出咳嗽病因可来自五脏六腑所传之邪,若干于肺,则咳。明代名医李梴的《医学入门》以简驭繁,首将咳嗽分为外感与内伤两纲。陈雷主任医师认为,咳嗽虽有外感和内伤之分,但以外感为常见,而外感又多由感受风寒而发,故疏导气机,疏风利气,即可在疾病早期扭转趋势;若患者体质虚弱,病程长,咳嗽呈进展性或反复发作、迁延不愈,则病邪较深,常以痰饮之邪为多见,此时注重祛除病理因素,病理因素去则六淫之邪难以遁形,随之而易解。

肺俞为肺气所注之处,位邻肺脏,可调理肺脏气机,使其清肃有权。列缺为手太阴经络穴及八脉交会穴,通于任脉,具有利气疏风散邪,通调肺经经脉的作用,合谷为手阳明经原穴,与列缺相配可疏风祛邪,宣肺止咳。丰隆为胃经络穴,可通调脾胃两经,调理脾胃气机的升降。

十二 哮喘

验案

周某,男,35岁,职员,2020年6月25日初诊。

主诉 咳嗽、气急反复发作5年。

现病史 患者5年前冬天感冒后偶出现气急,伴咳嗽,喉间痰鸣音,当时至当地人民医院就诊,予止咳平喘药治疗未见明显改善。行肺功能检查支气管激发试验阳性。后到各地医院就诊,予中药、膏方、针灸、穴位贴敷等治疗,均未见明显疗效。发作以入秋明显,冬天加重,严重时咳嗽气急明显,难以平卧,需使用药物控制。平素易感冒,纳寐一般,二便正常。舌淡红苔薄白脉稍弱。

查体:两肺呼吸音清,未闻及干湿啰音。

诊断 中医诊断:哮病(肺脾气虚);西医诊断:哮喘。

治则 健脾益肺,缓急止喘。

治疗 选用肺俞、太渊、足三里、脾俞、定喘、天突,留针30 min。同时正值三伏天节气,选取肺俞、厥阴俞、脾俞、风门行穴位贴敷分别于头伏、中伏、末伏各重复贴敷1次。患者经1个疗程治疗后,冬天随访时诉哮喘发作程度减轻,发作间隔延长。后嘱第2年三伏天继续来诊治疗。

按 语

哮喘为支气管哮喘的简称,是由多种细胞(如嗜酸性粒细胞、肥大细胞、T细胞、中性粒细胞、气道上皮细胞等)和细胞组分参与的气道慢性炎症为特征,以咳嗽、胸闷、喘息、气促等呼吸道症状为主要临床表现的异质性疾病,反复发作,且缠绵难愈。多在夜间或清晨发作、加剧,多数患者可自行缓解或经治疗缓解。如诊治不及时,随病程的延长可产生气道不可逆性缩窄和气道重塑。哮喘在全球范围内流行,全世界范围内约有3.1亿支气管哮喘患者,在我国约有3 000万人患有支气管哮喘,随着空气质量、环境状态的不断恶化,发病率呈逐年递增状态。

哮喘对于患者的日常生活和工作产生了极大的影响,如果不及时采取相关有效治疗,则可能会引起如慢性阻塞性肺疾病、心功能衰竭等多种疾病,严重时还可能危及生命。

哮喘属于中医"哮病"范畴,多由宿痰伏肺,因外感、饮食、情志、劳倦等诱因触发引起痰气交阻,肺失宣肃,肺气上逆所致。早在《黄帝内经》中就有关于哮证的记载,《素问·阴阳别论篇》提及"起则熏肺,使人喘鸣",这里的喘鸣即指呼吸气促而痰鸣有声,系为泛指,也是由多种疾病共同所引起的一种症状,哮病亦被包括在内。元代朱丹溪在《丹溪心法》中提及:"六淫七情之所感伤,饱食动作,脏气不和,呼吸之息,不得宣畅而为喘急,亦有脾肾体弱之人,皆能发喘。"本病病久多虚实夹杂,多与肺、脾、肾相关。《丹溪心法》中也提出"未发以扶正气为主,既发以攻邪气为急"的治疗原则。

陈雷主任医师认为哮病证候有虚、实之分,临床有发作期、缓解期之别,急性发作期,表现多以标实为主;缓解期,表现多以本虚为主。治疗时应遵循"发作治标,平时治本"的原则,对哮病发作期重在祛邪平喘,缓解期重在防护扶正。

肺俞位于背部,属足太阳膀胱经穴,内应于肺脏,是肺脏精气输注于背部之穴,功能调理肺气、止咳平喘、散风邪、实腠理;定喘为止哮平喘之经验要穴;膻中为气会,可宽胸理气、舒展气机;大椎可通过协调正经之阳气,激发人体的祛邪能力。太渊为手太阴原穴，可益肺止哮平喘；足三里为保健要穴，具有调理气血阴阳、补虚培元的作用，也为合穴，合主逆气而泄之，也可以降肺胃之逆气而平喘。

十三 消渴

验案

周某,男,64岁,退休,2019年5月31日初诊。

主诉 发现血糖升高半年。

现病史 患者半年前无明显诱因出现小便频数,消瘦,体重下降5 kg,至医院体检后发现血糖升高。经药物规律治疗后,血糖基本正常,餐后稍高。但仍有小便频数、大便干结难解的症状。为求针灸治疗,来陈主任门诊就诊。胃纳可,舌边尖红,脉细数。

诊断 中医诊断:消渴(脾虚胃盛);西医诊断:2型糖尿病。

治则 补脾泻胃。

治疗 取脾俞、三阴交、太白、足三里、内庭、中脘。患者取俯卧位,常规消毒后,选用0.25 mm×40 mm一次性无菌针灸针,脾俞针尖向脊柱方向与皮肤呈45角刺入15~20 mm,快速针刺并行捻转平补平泻手法1min,不留针。再取仰卧位,常规消毒后,选用0.25 mm×40 mm一次性无菌针灸针,三阴交、足三里、中脘直刺30~38 mm,太白、内庭直刺15~20 mm,得气后,三阴交、太白行提插捻转补法各6次,足三里、内庭、中脘行提插捻转泻法各6次。其余穴位平补平泻,留针30 min,隔日1次,每周治疗3次。1个月为1个疗程,至少治疗3个疗程。

采用上方,加天枢、曲池、中极、关元。隔日治疗1次,每周3次。嘱患者采用控制糖尿病饮食,加强运动。坚持治疗3个疗程后,小便频数、大便秘结症状完全缓解,血糖控制满意。

按 语

糖尿病是一组由多种病因引起的,胰岛素分泌和(或)作用缺陷,以慢性高血糖为特征的内分泌代谢疾病。糖尿病的典型临床表现为多饮、多食、多尿及消瘦。血糖长期控制不佳可能引起多系统的损害,导致眼、肾、神经、血管等组织器官的慢性进行性病变、功能减退及衰竭,危害巨大。有研究证明,我国糖尿病患病率为11.6%,未确诊患病率为8.1%,接受治疗者仅占25.8%,而仅有39.7%的患者可以将血糖控制得当。因此积极防治糖尿病及其并发症的发生发展不容忽视。目前西医治疗糖尿病主要以口服降糖药和胰岛素疗法为主。虽疗效确切,但是副作用较大,服用剂量不当易导致低血糖等严重后果。近年来,针药结合治疗糖尿病的研究甚多,亦取得了较好的疗效。在我国糖尿病患者中,2型糖尿病患者占90%以上。本节主要介绍针灸治疗2型糖尿病的临证经验。

中医学多将糖尿病归于中医学"消渴""脾瘅"范畴。发病因素有先天禀赋不足为内因,饮食不节、情志失调、劳倦内伤等为外因。病机总属阴津亏虚、燥热偏盛,以阴虚为本,燥热为标。本病患者多表现为消谷善饥,或口臭,大便秘结,小便短黄,舌红苔黄或黄腻,脉滑数等胃强症状;以及肢体倦怠,面色萎黄,形体虚胖,神疲乏力,少气懒言,汗多,口甜口干,大便不实等脾弱症状。故陈雷主任治疗本病的基本原则为补脾泻胃。选穴以脾胃经腧穴为主,配以不同的补泻手法,以增强疗效,达到补脾泻胃、清热生津的目的。相关研究结果表明,针刺可显著改善2型糖尿病患者血糖水平、血脂水平,提高患者体内C肽和GLP-1水平,且对改善口渴、多食易饥、大便不爽、小便频多、头身困重、倦怠乏力等相关症状亦有明显效果。治疗本病疗程较长,需患者有较好的依从性。

脾俞为背俞穴,补益作用较强,针刺脾俞可补益脾气。三阴交属脾经,络胃,又为足三阴经交会穴,可健脾益气,滋补肝肾之阴。

太白为脾经原穴,《灵枢·九针十二原》载:"五脏有疾,当取之十二原。"使用脾经原穴太白可通达三焦,激发元气。太白又为五输穴之输穴,五行属土,针刺该穴可健脾利湿,理气和胃。足三里为胃经合穴、下合穴,可调理脾胃,健脾益气。内庭为胃经荥穴,可清泄胃肠之热。中脘为腑会,主治各种腑病,又为胃经募穴,具有清泻胃热的作用。以上诸穴,共奏补脾泻胃之功。

十四 胃痛

验案 1

王某,男,47岁,2021年7月13日初诊。

主诉 胃痛反复发作10余年,加重1小时。

现病史 患者10余年前与人吵架后,突然胃痛如绞,翻身床笫,汗出如雨淋。发作过后,偶有嗳气泛酸,别无不适。之后每次胃痛均因生气及心情不舒畅而诱发。1小时前又与人发生口角,自觉胃脘部绞痛,攻撑胸胁,欲呕欲泻。曾行胃镜检查示:慢性浅表性胃炎。查体:腹部较软,肝、脾未触及,轻微压痛,胃痛彻背,牵连胁肋,面色苍白,苔黄,脉弦。

诊断 中医诊断:胃痛(肝郁气滞);西医诊断:胃神经痛。

治则 疏肝解郁,通络止痛。

治疗 针刺中脘、内关、足三里、太冲。提插捻转手法,足三里、太冲加用电针。持续调整电针幅度至疼痛减轻后,留针60分钟。针起后,患者诉胃痛消失。

按 语

胃痛,又称"胃脘痛",是指上腹胃脘部(剑突至脐上)的反复发作性疼痛,是多种消化系统疾患常见的症状之一,其疼痛常有胀痛、刺痛、隐痛、剧痛等程度的不同。本病的发生,多与精神、饮食有关。中医认为其病位虽在胃,而与脾、肝的关系甚为密切,胃主受纳,腐熟水谷,脾主饮食精微的运化转输,两者共司升清降浊,肝主疏泄、喜条达,肝胃功能亦多相互影响。郁怒伤肝、横逆犯胃,引起胃失和降,气机阻滞而发生疼痛。针灸治疗本病效果卓著,其作用机制可能有以下几个方面:保护胃黏膜、调节胃酸分泌、促进溃疡愈合、调整胃的运动和镇痛作用。

本案患者素来易恼怒,情志不遂,肝失疏泄,肝郁气滞,横逆犯胃,以致胃气失和,胃气阻滞,发为胃痛;胃痛彻背、牵连胁肋、苔黄、脉弦均为肝郁气滞之象。

本病病位在胃腑,腑病属阳,根据"阴病引阳,阳病引阴"的原则,取胃之募穴中脘,且中脘为八会中的腑会;根据"合治内腑"的原则,选胃之下合穴足三里,两者皆有健脾和胃、宽中止痛之效,是治疗本病的常用穴。内关为八脉交会穴,对心、脑、胃的病症有较好疗效,可开胸脘之郁结,降逆止痛。这三穴相配,调整脾胃升降功能,疏通胃脘气机。太冲系足厥阴经之输穴、原穴,"输主体重节痛",原穴为本经之气聚集之处,厥阴布胁肋。故取太冲穴可疏通胁肋部壅滞之气机,调畅经脉之气血,通则疼痛自除。诸穴相配,收效迅捷。

胃痛的发病常与饮食不节、情志不畅有关,所以除了针药治疗后,尚需注意这两方面的调理。饮食调理的原则是,避免进食固硬、粗糙、纤维过多过粗而不易消化的食物,食物要求质地软且富于营养;饮食要按时定量,进食时要细嚼慢咽,让食物与唾液充分混合以助消化;病情发作时,可少吃多餐,尽量不吃零食,以减轻胃的负担,避免进食过酸、过辣、色香过浓、咸酱熏烤等刺激性食物,节制冰冻饮料和生冷瓜果的摄入量,忌烟酒、浓茶和咖啡。情志调治方面,精神紧张、刺激因素增加,易使自主神经功能紊乱(紧张与激动时会引起胃液分泌量增加、胃酸和胃蛋白酶量增高、胃蠕动加快,抑郁与沮丧则会引起胃液分泌量减少、胃酸和胃蛋白酶量下降、胃蠕动减慢),导致胃病的发生。故应重视情志治疗,晓之以理,解除疑虑,使之心情舒畅,精神愉快,保持心理平衡;尤其在进食时,不要随便发怒、忧伤,以免影响胃的分泌功能,不利于脾胃运化功能。此外,要注意劳逸结合,使生活规律、睡眠充足,循序渐进,坚持锻炼身体,以增强体质,防止外邪内侵和减少其他疾病的发生,以免在治疗它病时影响本病的康复。

验案 2

邵某,女,53 岁,2021 年 7 月 13 日初诊。

主诉 胃脘部胀满不舒 3 月余,加重 1 月余。

现病史 患者 3 月前餐后稍有腹胀,时而伴有恶心、嗳气,且胃部痞满不舒。近 1 月症状加重,胃纳呆滞,常感恶心,卧位减轻,站立步行时加重。曾服药物(具体不详)效果不佳。X 线钡餐透视示胃角切迹在髂嵴线下 6 cm。精神欠佳,常感疲倦,面部轻微水肿感,脸色淡而微黄,消瘦,喜饮温水,但多喝则觉恶心欲吐,嗜睡,食欲不佳,大便溏薄,小便稍浊。舌淡胖、苔白滑、脉弦滑。

诊断 中医诊断:痞满(脾虚湿困);西医诊断:胃下垂。

治则 益气健脾,除湿降逆。

治疗 以"经络所过,主治所及"为原则,取中脘、天枢、足三里、阴陵泉。电针仪用"疏密波",通电 20 min。耳穴贴压:选胃、脾、三焦、肝点,王不留行籽贴压。隔日针灸。

三诊时患者精神有所改善,倦怠感稍减轻,身体有轻松感,痞满不舒感大减,大便稍成形,舌淡胖,苔白滑,脉弦而缓,为中焦之湿得除,胃气得降之象。前法合度,仍按前法继续治疗,嘱患者继续自行揉按腹部及清淡饮食。

五诊时患者脸色微红润而稍现光泽,面部水肿感减轻,自感身体轻松,进餐后仍有腹胀感,舌淡胖,苔薄腻,脉弦。考虑胃气不隆及中焦湿困之标得治,当改以益气固本培元,健脾和胃。选穴:足三里、丰隆、中脘、关元、气海、肾俞、脾俞及胃俞交替温灸。

八诊时患者脸色红润,光泽稍增,观察已不觉面部水肿感,身体轻松，无嗜睡，无困倦感，进餐后有轻微腹胀感，但仅持续数分钟，嗳气、恶心感已消除，大便成形，舌淡，苔薄白，继续按前法治疗。注意事项同前，并嘱患者可适当泡服西洋参，以益气升阳。

治疗1个月后患者精神佳，自觉身体轻松，步履轻快，面色红润有光泽，无困倦感，进餐后已不觉腹胀感，食量有所增加，二便调，睡眠质量较之前有明显改善，无嗜睡，舌淡，苔薄白，脉稍弦，嘱患者注意控制食量，以免损伤脾胃。脾胃升降气机和利，胃得和降，脾得健运，则诸症可除。改以巩固疗效，继续调理脾胃，培元固本。针刺足三里（平补平泻）；灸百会、关元、气海、脾俞、肾俞。

再经治疗后，患者日常饮食正常，精神佳，睡眠可，二便调，舌淡红，苔薄白，脉弦。为巩固疗效，嘱患者每日自行温灸足三里、中脘及揉按腹部。2月后钡餐造影复查结果显示：胃下极在两髂嵴连线处下 2 cm。

按　语

胃下垂属中医学"胃下"一证。《灵枢·本脏》篇说："肉䐃小而麽者，胃不坚；肉䐃不称身者，胃下。胃下者，下管约不利，肉䐃不坚者，胃缓。"其病机多系脾气虚弱，而致中气下陷，清阳不升使然。其病因可能有先天和后天两种因素。先天者禀赋不足，患者多瘦长体形；后天者多为饮食劳倦所伤。

本案患者进餐后有腹胀感，且伴有恶心、嗳气、痞满等不舒适感，是脾胃气虚，脾虚则不能运化水谷，胃气虚则滞而不降，甚则胃气上逆，故食后腹胀、恶心嗳气。脾气虚弱，健运失职，输精、散精无力，水湿不运，故胃纳呆滞；脾为气血生化之源，脾虚气化不足，不能充达肢体、肌肉，故形体消瘦、常感疲倦；面部失荣，故面黄；舌淡胖，苔白滑，脉弦滑，喜饮温水，口淡不渴，则是胃中虚寒、湿匿中焦之象。病机虚实夹杂，"急则治其标"，故治疗先取胃经和脾经之穴位，以祛除湿浊之邪，降上逆之胃气；五诊后取任脉募穴及膀胱经之背俞穴，以培元固本。中脘为腑之会穴，又是胃经的募穴，是治疗胃病的常用穴。足三里为胃经合穴，针刺有调养气血，强身健体的作用,天枢在胃部附近,又为胃经穴位,阴陵泉为脾经合穴,针刺有健脾祛湿的效果。四穴合用,起祛湿和胃、益气健脾之功。根据"虚则补之","实则泻之"的原则而行针刺手法,应用电针疏密波,疏波和密波自动交替,不易适应,对促进气血循环、提高肌肉兴奋性,有良好的刺激作用。五诊时诸症得缓后,改以益气固本培元之法,改用中脘、关元、气海、脾俞、胃俞、肾俞等俞募穴,灸之以升阳益气固本,土得火暖则能健运,脾得升、胃得降、肾得固、先后天之本得培。足三里、中脘用补刺法,双丰隆用泻刺法,益脾胃而祛痰湿;足三里属胃经之合,《灵枢·五邪》谓"补三里,以温胃中";《马丹阳天星十二穴歌》中对足三里的功效,认为"能通心腹胀,善治胃中寒",胃气充沛,升清举陷;中脘穴乃胃腑之募,具有调补胃气之功;气海、关元两穴,穴处丹田,功在补中益气,调运升降;肾俞、脾俞、胃俞为背俞穴,同样起固本健脾和胃之效;多穴组合,发挥固本培元,益气和胃的功效。温灸百会穴,能升阳固脱,取"下病上治""虚则补上""陷下则举之"之意。诸穴相配,收效满意。

十五 呕吐

验案

沈某,女,26岁,2022年10月27日初诊。

主诉 呕吐胃内容物8天。

现病史 患者8天前午餐时无明显诱因自觉胃口不佳,食用少量面条后随即呕吐,吐出物为胃内容物,无明显呕血,无呕出胆汁样液体,时有腹泻,解黄色水样便。住院治疗1周,查腹部CT、胃镜,均示无明显异常,排除早孕等其他问题。予以抗感染、护胃等治疗后,未见明显好转,仍有呕吐、干呕、腹泻症状。要求针灸会诊,协助治疗。患者为社区工作者,疫情反复,工作压力大,睡眠欠佳,发病前二便无殊,舌质淡红苔厚腻,脉弦细。

诊断 中医诊断:呕吐(肝气郁滞);西医诊断:胃肠炎。

治则 疏肝理气、和胃止呕。

治疗 针刺中脘、天枢、内关、公孙、足三里、行间、耳穴胃、耳穴肝、耳穴神门,平补平泻,留针30分钟。治疗结束后,双侧内关穴埋揿针,嘱其按压数次。

2022年10月28日二诊。经针灸治疗后,未呕吐胃内容物,干呕仍有,腹泻好转。针刺处方不变,加用拔罐疗法。取穴:大椎、膈俞、肝俞、脾胃俞(大号火罐覆盖两穴)、大肠俞。

2022年10月29日三诊。昨日治疗后自觉周身轻松,不再干呕,有饥饿感,早晨食用稀粥,无不适。准备今日出院。

按 语

呕吐是指食物或痰涎等由胃中上逆而出现的病证,是一种反射性动作,借以将胃中的内容物从口腔中排出。呕吐的原因很复杂,临床上可分为中枢性、周围性和反射性呕吐3种。中枢性呕吐包括引起颅内压增高的多种脑病、代谢性酸中毒及电解质紊乱、某些药物作用等,常突然发生,呕吐前没有恶心的先兆,呕吐后并不感到轻松。周围性呕吐多由迷走神经末梢受刺激引起,其特征为呕吐伴有恶心,呕吐后恶心能暂时缓解,如多种消化道阻塞或狭窄性疾病,以及胃黏膜受刺激性病症。反射性呕吐多为腹腔内脏器炎症反射所引起的症状,如急性胃炎、肝炎、胆囊炎等,以及梅尼埃病、心力衰竭、晕车晕船等。

呕吐的发病机制目前尚不十分清楚,可能是因受到化学、物理因素的刺激,或由于接触细菌及其毒素,或各种严重应激状态等作用下,致使胃黏膜屏障受损,胃腔内氢离子弥散至胃黏膜层内,引起弥漫性或局限性炎症病变,出现呕吐、上腹部不适等症状。

《金匮要略》首载"胃反"症名,其后历代医籍或称"反胃"或称"翻胃"。中医学认为,呕吐的基本病机是胃失和降、气逆于上,主要病位在胃,但病机与肝脾有密切关系。引起呕吐的原因很多,外感内伤均可引起,多有突感寒凉、暴伤饮食、劳倦过度及情志刺激等诱发因素。

针灸具有明显的止呕作用,尤其对急性呕吐、神经性呕吐等效果最佳,其治疗呕吐的机制主要是通过抑制异常兴奋的自主神经功能状态,进而调节胃肠运动状态而发挥作用的。此外,除对呕吐症状进行直接治疗外,针灸还可通过对引起呕吐症状的各种原发病进行治疗,从而达到止吐治本的目的。

呕吐一病,起因颇多,故平素要多方注意。首先要做到饮食卫生,不食生冷不洁食物,不过食肥甘厚味之品,不饥饱无度,以免损伤脾胃。呕吐之后,不宜骤进大量饮食,饮食要清淡,易于消化,少食多餐,糜粥自养。平时尚需注意精神调摄,保持心情舒畅;呕吐发生后,还得注意适当休息,寒温适宜;若呕吐剧烈,粥食汤药入胃即吐,可灸足三里并服人参粥以救其胃气。呕吐之后,胃气已伤,故服药量宜小,可多次分服,若少量渐进仍吐药液者,可于药液中加入少许姜汁。

十六 呃逆

验案 1

唐某,男,68 岁,2021 年 5 月 21 日初诊。

主诉 呃逆 1 天。

现病史 尿毒症患者,3 年前无明显诱因出现呃逆 10 天,食宿困难,经住院治疗未见好转,前来针灸治疗一次便止。1 天前,无明显诱因再次出现呃逆,故直接前来就诊。刻下见呃声沉缓,有时只见腹部起伏,未闻其声。遇寒加重,得热则减,不能自制。食欲减少,口不渴,舌淡苔白而润,脉迟缓。

诊断 中医诊断:呃逆(脾胃阳虚);西医诊断:膈肌痉挛。

治则 温中散寒,降逆止呃。

治疗 取内关、足三里、膻中、攒竹。其中中脘、上脘加电针 2 Hz 连续波 30 分钟。耳穴取胃、膈、交感、神门。针毕攒竹、膈俞、内关使用皮内针,嘱患者多次自行按压。剑突处敷热水袋,饮热水。

二诊患者诉呃逆午夜止,睡眠可。予平补平泻巩固一次。

按 语

呃逆又称膈肌痉挛,现代医学认为是由多种原因引起的一种症状,是由于膈肌不由自主地间歇性痉挛收缩所致。多因胃病、胃神经症、纵隔胸膜炎、感受风寒或久病虚弱等原因,使迷走神经和膈神经受到刺激,反射性地使膈肌产生间歇性地收缩运动所发出的一种呃逆声。

中医学认为,呃逆原因很多,但总由气逆于上,动膈而致,尤以胃气上逆为主。《灵枢·口问》云:"谷入于胃,胃气上注于肺。今有故寒气与新谷气,俱还入于胃,新故相乱,真邪相攻,气并相逆,复出于胃,故为哕。"《丹溪心法·咳逆》亦云:"乃胃寒所生,寒气自逆而呃上。"腹胃受凉、饮食生冷或过服寒凉药物,致寒邪凝滞于胃,中阳壅遏不达,胃失和降,气逆动膈发为呃逆。此种病因最为常见。

中脘穴为"八会穴"之一,腑会中脘,又为胃之募穴,同时中脘穴还是任脉与手太阳小肠经、足阳明胃经及手少阳三焦经的交会穴。由此可见,针刺中脘穴,可发挥任脉、胃经、三焦经等经脉的综合调整作用;膻中为气之会穴,进针向下平刺捻针,可疏调上逆气机。耳穴可直接调和相关脏腑阴阳,从而达到和胃降逆,通利胸膈而止呃的目的。攒竹穴治疗呃逆属古穴新用。针刺加按压足太阳膀胱经之攒竹穴为何可治呃逆,医书中鲜有记载。考诸古籍,《灵枢·经别》说:"足阳明之正,上至髀,入于腹里,及胃,散之脾,上通于心,上循咽,出于口……"《灵枢·经脉》云:"胃足阳明之脉,起于鼻之交頞中,旁纳太阳之脉……"这说明胃经之别脉是由脾入中焦而直趋上焦。胃气不降,触动膈气而成呃逆。又说明足太阳、阳明之脉皆起于额、眉头之处,一源两歧,所以刺压攒竹,亦即刺压胃经之起源,而达到桴鼓相应之疗效。

临床发现,顽固性呃逆常发生于肾病病人中。可安排胃镜检查,注意排除食道、胃等占位性疾病。预防本病,平时要注意寒温适宜,避免外邪犯胃;注意饮食调节,不要过食生冷及辛热煎炸之物,患热病时不要过服寒凉,患寒证时不要妄投温燥;要保持情志舒畅,以免肝气逆乘肺胃;若呃逆是并发于一些急慢性疾病过程中,则要积极治疗原发病证。较重的患者,应安静休息,并予精神安慰,转移其注意力,这将有助于病证的治疗和康复。

验案 2

顾某,女,36 岁,2021 年 2 月 22 日初诊。

主诉 反复呃逆 1 周。

现病史 1 周前因与丈夫吵架,胸闷心烦,食凉饮后致呃逆,曾服西药 3 日无效,呃声频频,逐渐加重,难以自制,脘腹胀满,不思饮食,寐差,大便干结,小便调。苔薄腻、脉弦而滑。

诊断 中医诊断:呃逆(肝气犯胃、气滞痰阻);西医诊断:顽固性呃逆、胃肠神经症。

治则 平肝降气、和胃止呃。

治疗 针刺内关、足三里、天突、中脘、太冲、膈俞。耳穴取膈、肝胆、胃、神门。每日 1 次。

二诊患者诉呃逆次数减少,胸闷、心烦、腹胀的症状皆减轻。三诊诉症状消失,予以巩固治疗一次。

按 语

呃逆是以气逆上冲、喉间呃呃连声、声短而频,令人不能自主为特征的病症。中医早在《内经》就已认识本病。如果饮食不节,过食生冷则胃寒,过食辛辣则胃热;郁怒伤肝则犯胃;若久病脾阳衰惫,痰浊中阻;或热病耗伤胃阴,虚火上逆等,均可导致肺胃之气失于宣降,膈居肺胃之间,上逆之气动膈,断续冲出喉间而为呃逆。本病病位主要在膈,古人责之在胃,病因虽有多种,但其主要病机必由胃失和降、胃气上逆动膈而成,故和降胃气为其基本治则,治疗时应根据实证宜祛邪、虚证宜扶正、寒者温之、热者清之、气逆宜调气、痰郁宜除痰、阳虚温阳、阴虚滋阴等原则取穴。

现代医学称之为膈肌痉挛。它是由于某种刺激引起膈神经过度兴奋、膈肌痉挛所致。呃逆可以在多种疾病中出现,也可见于一些中枢神经系统疾病、心脏疾病、呼吸疾病、消化系统疾病及肾功能衰竭等,一般分为急性与慢性两类。呃声不断、多而短促、声音响亮的呃逆,很快会自行消失。但也有连续数小时、数星期或更长时间迁延难愈的,此种情况属于通常说的顽固性呃逆。

本案患者肝强乘胃,木克土所致胃气上冲,故嗝声连续;病由情志而起,故疾病发作与情志关系密切,肝郁气滞,故胸闷心烦;胃失和降,则脘腹胀满,不思饮食;舌苔薄腻、脉弦而滑亦为肝气犯胃、气滞痰阻之象。治以调气、理气、降气为法,气顺则呃止病愈。内关穴系心包经穴,别走手少阳,也是八脉交会穴中阴维脉的会穴,有宁心安神、镇静止痛、理气降逆的作用;足三里系胃经合穴,"合治内腑""肚腹三里留",有疏通经络、调和气血、健脾和胃的作用;太冲是肝经原穴,有疏肝理气、降逆止呕之功;天突为任脉和阴维脉之会,能和中降逆;中脘为胃的募穴;膈俞为八会穴之血会,气为血之帅,血为气之母,气行则血行,针刺膈俞可调气血运行。多穴配伍疏调肝胃之气机,共达理气降逆、宽胸止呕之功。

呃逆患者,尤其是平素有胃、肠、食道疾病的患者更应该注意日常自我调理,首先情绪不好会引发呃逆,呃逆经久不愈使患者焦躁烦恼,又会加重膈肌痉挛。因此对患者来说,保持心情舒畅显得十分重要。其次少食生冷食品,包括生拌凉菜及水果。煎炸难消化的食品也不宜多吃。食量以无饱胀感为好,餐次可适当增加。温胃通气的食物有止呃作用,受寒者可适量选吃。

十七　泄泻

验案 1

鲍某,女,41岁,2021年10月23日初诊。

主诉　反复腹痛腹泻5年,加重2天。

现病史　患者5年前起时常腹泻,每逢受凉或食生冷食物后腹痛腹泻加重,每日3～5次,腹冷喜暖,不思饮食,形体消瘦,曾服用中、西医药物均未见明显好转。2天前过食生冷食品,出现腹痛腹泻,时感腹中肠鸣,大便稀溏,每日5～6次,食欲不振,神疲,口干渴。查体:腹部平软,左下腹部轻压痛,无反跳痛。舌淡,苔薄白,脉细濡。

诊断　中医诊断:泄泻(脾阳虚弱);西医诊断:慢性肠炎急性发作。

治则　健脾温肾。

治疗　针刺大肠俞、足三里、天枢、关元、气海、水分。针后行灸,其中关元穴用隔姜灸法,每次灸5壮。

二诊患者诉腹中肠鸣较前明显减少,昨日排大便3次,糊状,胃纳较前好转,舌淡,苔薄白,脉细濡。三诊患者诉腹泻已愈,大便成形,胃纳佳,睡眠好,神佳,舌淡苔薄润。

按　语

泄泻,是指大便次数增多,粪质溏薄或完谷不化,甚至泻出如水样的一种病证。本病一年四季均可发生,但以夏秋两季较为多见。临床上常根据病情的轻重缓急,罹病时间的久远短暂,以暴泻(急性)和久泻(慢性)来统括寒热虚实。暴泻多因感受风、寒、暑、湿之邪,或饮食不调、饮食生冷不洁之物、外邪食滞扰于肠胃,引起脾胃纳化传导失职,不能分清泌浊,水谷混杂下注肠道,或饮水过多,胃肠不能吸收,水留大肠所致,有些病人可兼有表证;久泻多因脾胃素弱,或由肝气横侮脾土,脾虚不能消磨水谷,或由肾阳不振、命门火衰,不能腐熟水谷,或寒热湿滞蕴结于肠,病久入络,瘀阻络伤,均可导致本病。明代张景岳在《景岳全书·泄泻》中提出:"泄泻之本,无不由脾胃。"中医学认为,泄泻的主要病变在于脾胃与大小肠,而脾虚湿胜(脾虚失运,可导致湿胜,而湿胜又可影响脾的运化,两者互相影响,互为因果)是导致本病发生的重要因素。自宋代医家开始则从内因立论,认为泄泻与脾虚关系最为密切,提出了情志失调、饮食失节、命门火衰而致脾胃虚弱,运化失职,水谷不分而为泄泻的观点。泄泻易夺人的津液,耗人阳气,重者脾肾俱虚,甚至阴竭阳脱。故其治疗目标是,尽快控制腹泻,减轻脾肾精气耗损和伤阴劫液,以防止气脱亡阳。

西医学的腹泻可见于急性或慢性肠炎、肠功能紊乱、过敏性结肠炎、溃疡性结肠炎、肠结核等多种消化器官的功能性和器质性疾病,也可见于胃肠型感冒、甲状腺功能亢进等某些全身性疾病中。腹泻多因进食发酵分解或腐败食物,饮用污染水等,感染了沙门菌属、嗜盐菌、致病性大肠杆菌、变形杆菌等引起,以腹泻、腹痛为主症,重者可出现脱水、电解质紊乱、昏睡、休克等。

本案患者由食饮寒凉引起腹泻,得病时间较长,慢性耗损,经长期服用药物,至机体虚寒,加之日前食饮寒凉而发病,属于本虚标实、运化欠佳。根据"标本兼治原则",治宜健脾温肾。足三里为足阳明胃经合穴,大肠俞配足三里可调理脾胃、补中益气,为健中止泻之要穴;天枢为大肠经募穴,具有健脾止泻、温运脾土、行气散寒的功效;关元为任脉穴位,又为小肠经募穴,可温肾中之阳、补益命门之火。水分穴因是腹部水气清浊的分水岭而得名,有分解干湿之意。《千金翼方》称水分穴为"中守",守中之意也可分清别浊,善治腹中之病。气海穴舒畅气机,使清气上升、浊气下降,气海行气,水分利水,两穴合用,相得益彰。

验案 2

林某,女,56岁,2022年6月12日初诊。

主诉 反复凌晨腹痛腹泻8年,感冒2天

现病史 患者8年前起时常腹泻,每天凌晨5点左右腹痛泄泻,稍进油腻或生冷食物,则大便次数增多,完谷不化。2天前因吹空调感冒,有鼻塞流涕症状,无咳嗽咳痰,自觉肢冷无力,时有自汗,伴耳鸣头昏、腰膝酸软,脐腹冷痛,喜暖喜按,面色白,舌淡苔白,脉沉细,尺脉迟无力。

诊断 中医诊断:五更泄(脾肾阳虚);西医诊断:慢性肠炎。

治则 温补肾阳、健脾和胃。

治疗 针刺尺泽、三阳络、合谷、足三里、上巨虚、阴陵泉、三阴交、太溪、太冲。灸神阙、肾俞、脾俞。隔日一次。

二诊时感冒减轻,泄泻仍存。取穴针天枢、大横、水分、肾俞、脾俞、足三里、上巨虚、阴陵泉、三阴交、太溪。5诊:泄泻移时至早晨,腹痛轻,按原方重灸轻针,腹部、背部用艾灸盒各灸一次,大便部分成形。7诊:大便渐成形。守原方加耳门、中渚,轻刺留针,腹部用艾盒灸。10诊,患者早饭后如厕,大便成形,耳鸣好转。方用水分、天枢、气海、阴陵泉、曲泉、足三里、上巨虚、三阴交、复溜、阴郄。针灸15次,大便每日1~2次,基本成形,耳鸣、腰软好转,五更泻诸症已改善。

按 语

慢性肠炎是肠壁黏膜炎症病变过程中极为缓慢且反复发作、

缠绵不愈的一种疾病。多由急性肠炎失治转变而来,以大便次数增多,便质稀薄,或带黏液,伴腹痛绵绵,消化不良等为主症。它属中医"泄泻"范畴。主要是因腹泻日久,损伤脾胃,致脾胃虚弱,后天失养,又伤及肾,致肾阳不足,命门火衰,不能温煦脾土,致运化失司。汉代张仲景在《金匮要略》中称:"饮食不节,起居不时,以致脾胃受伤,则水反为湿,谷反为滞,精华之气不能输化,乃致合污下降而成泻利作矣。"本病在脾、肾。久泻必虚,肾阳亏虚,无以温煦脾土,致脾运失司,大便溏泄。温补肾阳、调理脾胃,为本例治疗大法。

  黎明之时,阳气未复,阴气尚盛,腹痛肠鸣,腰膝酸软,形寒肢冷,神疲无力,为脾肾阳虚之候。虚则补之,寒者温之,针灸并施,温阳散寒。患者前期感冒,先治表证,以轻补手法,培正祛邪。二次来诊,表证已减,固本为主,用温补肾阳、健脾和胃之穴。慢性泄泻,病位在肠,故取腹部之神阙、天枢、大横,温肾益精,补脾健胃,理气和肠。又取太冲、曲泉、肾俞、脾俞健脾和胃,调补肝肾。脾俞穴系脾的背俞穴,为脾气转输之所,气血生化之源,可起到健脾气、助运化、除水湿的作用,同时又可壮脾阳得以制水,使大便由清转干。取太溪、阴郄、复溜以滋阴补肾,调治耳鸣。方中重用足三里、上巨虚、阴陵泉、三阴交、太溪诸穴,旨在健脾和胃,理气化湿。神阙穴即脐,居中焦,位于大腹中央,为经络与气化的总枢,通过任督冲带四脉统属全身经络,联系五脏六腑。《针灸资生经》则认为:"若灸溏泄,脐中第一,三阴交等穴乃其次也。"由此可见,灸神阙穴可以调节脾胃的机能,使清阳得升,浊阴下降,分清秘浊功能正常,泄泻自止。治泄泻灸水分穴,亦宗"治泻必利小便"之旨,令水走水道,谷走谷道,则泄泻愈矣。然水分穴善于分利水气而温阳稍嫌不足,故寒甚者若合神阙、天枢、气海、关元等穴灸之,其效更捷。经辨证施治,整体调理,手法得当,明显见效。

十八 便秘

验案 1

施某,男,73 岁,2021 年 9 月 8 日初诊。

主诉 大便秘结 3 年余,加重 5 天。

现病史 3 年前开始反复出现大便不通畅,3～4 日一行,平素时感疲惫,便后尤甚,伴耳鸣,腰膝酸软,5 天前食辛辣食物后至今大便不通,伴有左下腹部胀满,按之作痛,进食后加重,嗳气、纳呆,眠差、口干不苦,小便调。刻见面色无华,神情倦怠,巩膜、皮肤无黄染,左下腹部压痛,可触及较粗大索条状物,肠鸣音 5～6 次 1 分,舌淡胖,苔黄腻,脉弦滑。

诊断 中医诊断:便秘(脾肾两虚,肠道积热);西医诊断:习惯性便秘。

治则 健脾补肾,清热通腑。

治疗 针刺中脘、气海、天枢、足三里、上巨虚、条口、丰隆、内庭、三阴交。其中腹部穴位以补法为主,足三里、上巨虚针感尽量向上腹扩散。每日一次。

二诊大便已解,但右下腹仍有胀痛,伴头颈痛。加针刺曲池、足临泣、陷谷。

四诊右下腹胀痛消失,大便干结,夜间入睡困难。加平补平泻法针刺支沟、照海、太溪、安眠。火罐:天枢、气海。改为隔日针灸。

十诊患者精神爽朗,大便不干,诉症状较前明显好转,舌红苔薄,脉弦滑。针法以平补平泻为主,改为每周针灸2次。

十五诊患者喜诉现大便1～2日1行,无明显腹胀,纳眠可,耳鸣,腰膝酸软等症状减轻。舌红苔白,脉弦。教患者腹部保健按摩法:双手快速摩擦至手心温热,右手心紧贴右下腹(相当于回盲部),左手心叠在右手背,右手做缓慢按揉,并缓慢地向右上方推动。右手至右髂前上棘时,转向上方推按,达到右曲时(右季肋部),转向左侧方向。至左曲时,立即转向左下方,到达左髂前上棘时,马上向中,在脐眼时,直下至耻骨联合推按。以上治疗每日1次,嘱患者忌食油腻、辛辣等刺激性食物,多饮水,多食蔬菜水果,进行适当的体育锻炼,养成定时排便的习惯。

按 语

西医将便秘分为器质性和功能性两类,前者多因肛门、直肠和结肠病变,或肠壁平滑肌等肌力减弱,以及内分泌、代谢紊乱乃至药物和化学品等引起;后者主要由于饮食习惯不良,排便习惯受到干扰,或滥用泻药,使肠道敏感性减弱,以及结肠舒缩功能和大肠传导功能失常所致。正常情况下,食物残渣在大肠内停留的过程中,一部分水分被大肠黏膜吸收,同时经大肠内细菌的发酵和腐败作用而形成粪便,当肠的蠕动将粪便推入直肠时,它会刺激直肠壁内的感受器,神经冲动经盆神经和腹下神经传至脊髓腰低段的初级排便中枢,上传到大脑皮质,引起便意和排便反射,再通过盆神经的传出冲动,使降结肠、乙状结肠和直肠收缩,肛门内括约肌舒张,同时,阴部神经的冲动减少,肛门外括约肌舒张,使粪便排出体外。当上述排便过程的某一环节发生障碍时,就可能引起便秘。对于器质性便秘,一般在原发病清除或治愈后,症状即可解除;对功能性便秘,除对症处理外,还必须注意解除影响。

在我国古代医学文献中,便秘又称"大便难""后不利""脾约"等。古代医家对便秘的产生原因有许多论述,其中,便秘与肾、脾、胃、大肠、肺、气血津液、寒热虚实等均有关。历代医家认为:在水谷传化过程中,胃主受纳,腐熟水谷,其气下行;脾主运化,其气上行,小肠"受盛"经脾胃作用后的水谷进行泌别清浊;大肠传导糟粕。所以,胃的腐熟失常与气失和降,脾的运化失司及清气不升,小肠的泌别失职与大肠的传导异常均有关。

本案患者长期大便秘结,致脾虚气弱,且本身肾气不足,又因进食辛辣食物,致肠道积热,津液中干,肠道失润。胃为水谷之海,大肠为传导之官,若肠胃积热,耗伤津液,则大便干结。热积于肠,腑气不通,故腹部胀满,按之作痛。热伏于内,脾胃之热熏蒸于上,故见口干,总属本虚标实。治疗上根据"标本兼治""合治内腑"之理,取中脘、气海、足三里以健运脾气,益肾填精;选取大肠募穴天枢、下合穴上巨虚、足三里调理脾胃气机,三者相配可疏通大肠腑气、助大肠传导之力;条口、丰隆祛痰化湿、理气除滞;足三里、三阴交可健脾胃、益中气,以资生化之源。四诊中用平补平泻法针刺支沟穴,功善行气解郁,通便清热,补法刺照海养阴以增液行舟。陈雷主任医师在长期的经验积累过程中,总结出一套腹部保健按摩方法,教会病人及家属自行操作,长期坚持,对于便秘的治疗和预防都有积极的作用。

验案 2

季某,女,74 岁,2022 年 12 月 3 日初诊。

主诉 大便秘结 20 年余。

现病史 20 年前开始反复出现大便不通畅,2~3 日一行,粪质干燥,经用开塞露,大便方能解出。近几年来,常服麻仁丸,以助通便,但临厕努挣乏力,仍大便秘结,排出困难。伴有头晕恶心、心悸气短、纳差、面色无华、手足不温。

诊断 中医诊断:便秘(气虚秘);西医诊断:习惯性便秘。

治则 益气养血,温通开结。

治疗 重刺天枢后加拔罐 10 分钟,支沟透间使、上巨虚、大肠俞透小肠俞、脾俞、灸关元、气海、神阙。

按 语

便秘是指大肠传导功能失常，导致大便秘结，排便周期延长；或周期不长，但粪质干结，排便艰难；或粪质不硬，虽有便意，但便出不畅的病证。西医学的习惯性便秘、肠神经症、肠道炎症恢复期肠蠕动减弱引起的便秘，痔疮、肛裂、肛门周围脓肿等肛门附近疼痛性疾病导致肛门括约肌痉挛引起的便秘，以及肠痉挛、肠梗阻、排便肌衰弱无力、缺少体力活动等引起的便秘，治疗方法均可采用中医辨证论治。本病病位主要在大肠，但与肺、脾、肝、肾关系密切。大肠的正常功能依赖气、血、津液的濡养，并与脾胃之运化、肝气之疏泄、肺之肃降、肾气之生化开合关系密切。大肠的传导功能是胃降浊功能的延伸，又在肺肃降作用下完成的。肾开窍于耳及二阴，肾精之充盛，濡养于大肠，则大肠功能正常。若彼此关系失调，就会导致本病发生。若胃肠受病，或因燥热内结，或因气滞不行，或因气虚传送无力，血虚肠道干涩，以及阴寒凝结等，均可导致便秘。其病因不外热、实、冷、虚四个方面，胃肠积热者发为热秘，气机郁滞者发为实秘，阴寒积滞者发为冷秘，气血阴阳不足者发为虚秘。

针灸疗法对便秘效果较好，历代文献都有记载，如《医学纲目》载："大便秘涩，照海五分，补二呼泻六吸，立通；支沟半寸，泻三吸。"《扁鹊玉龙歌》亦载："大便秘结不能通，照海分明在足中，更把支沟来泻动，方知妙穴有神功。"其治疗机制主要为：①调节自主神经功能；②纠正胃肠道综合肌电的紊乱状况；③恢复排便反射功能；④改善排便反射弧状态。本案患者便秘多年，排便间隔时间正常，但粪质干燥、排出困难，为气血亏耗，气虚则无力运行，血虚则肠失润泽。故重刺天枢穴，其为大肠之募穴，是大肠经气结聚之所，可通行大肠经气，治疗时关键在于针刺手法，针感要强，如果不出现软强酸、麻、重、胀、热感，则效果不佳。支沟为治疗便秘常用穴，用透刺法以达一针两穴之效。大肠俞、小肠俞能直接调理大、小肠腑气而润燥通便,上巨虚可祛胃肠郁热而散结通便;脾俞、气海健运脾气以助通便;灸关元、气海、神阙以通阳补气生血。

老年患者出现便秘多因年事已高,脏腑功能减退,气血津液亏虚,大肠传导无力所致。因此在治疗老年性便秘时,应顾及老年人自身的脏腑生理特点,不可妄用泻下攻积药以图一时之快,使老年人脾胃、气血更加亏虚,虽便通但更易复秘。根据《内经》"未病先防"之观点,提倡老年患者饮食宜清淡,勿食辛辣肥甘,多食果蔬类等富含纤维素的食物,适当增加饮水量,保持乐观情绪,每日自行揉按腹部穴位及进行适当体育锻炼,养成每日定时大便的良好习惯,对于防治习惯性便秘很有助益。

十九　胁痛

验案 1

卢某,女,54 岁,2021 年 10 月 4 日初诊。

主诉　右上腹疼痛 2 天。

现病史　患者 2 天前参加婚宴时饮食较多,当天半夜突发右上腹疼痛,伴恶心呕吐,右肩背亦感胀痛,伴口干、口苦,小便自调,大便不爽。症见患者痛苦病容,舌质淡红、苔腻微黄、脉弦。查体:右上腹部明显压痛,无反跳痛。B 超显示:胆囊壁毛糙,未见明显增厚,胆囊颈部可见多个高信号影,最大 1 个直径 5 mm,均伴声影;胆总管未扩张。

诊断　中医诊断:胁痛(肝胆湿热);西医诊断:多发性胆囊结石。

治则　清肝利胆、行气止痛。

治疗　针刺太冲、日月、丘墟、阳陵泉、胆囊穴、丰隆、合谷。耳穴取肝、胆、十二指肠、迷根。

按　语

胁痛,是指一侧或两侧胁肋部发生疼痛而言,为临床常见的一种症状。胁痛可见于许多疾病的发生发展过程中,主要和肝胆的疾病有关,可见于西医学中的肝、胆囊、胸膜炎等急性或慢性疾病,以及肋间神经痛、闪挫胁痛、肺炎等。

中医学认为,足厥阴肝经和与之相表里的足少阳胆经皆循经两胁,故本症的病变脏腑主要责之肝胆。因情志不遂,肝气郁结,失于条达;或伤于酒食,积湿生热,移于肝胆;或外感湿热,郁于少阳,枢机不利;或跌仆闪挫,胁肋脉络损伤,停瘀不化,均可导致肝胆疏泄功能失职,气机阻滞,血运不畅而致胁痛。

本案患者拒绝手术,服西药未见明显好转,故来就诊。患者因食肥甘厚味,损伤脾胃,脾失健运,生湿蕴热,内外之湿热,均可蕴结于肝胆,导致肝胆疏泄不利,气机阻滞,不通则痛,而成胁痛。舌质淡红、苔腻微黄、脉弦为肝胆湿热之象。太冲系足厥阴经之输穴、原穴,"输主体重节痛",原穴为本经之气聚集之处,厥阴布胁肋。故取太冲可疏通胁肋部壅滞之气机,调畅经脉之气血,通则疼痛自除。太冲与手阳明大肠经之原穴合谷相配伍,以开四关,行气止痛;取胆腑募穴日月与足少阳胆经之原穴丘墟相配伍,可清利湿热、疏利肝胆。根据《灵枢·九针十二原》篇"五脏有疾,当取之十二原"及《灵枢·邪气脏腑病形》篇的"合治内腑"的理论,穴取肝经之原穴太冲,胆之合穴阳陵泉。胆囊穴为治疗胆结石的经验要穴;耳穴可促进胆囊收缩。多穴配合,相辅相成,调畅气机,相得益彰。

验案 2

郭某,女,76 岁,2022 年 8 月 11 日初诊。

主诉 右胁疼痛 1 月余。

现病史 患者 1 个月前因患带状疱疹致使右胁部疼痛缠绵,痛处不移,夜间加重,口苦纳呆,小便赤黄,深呼吸、咳嗽时疼痛明显。经中、西药治疗疗效不显,遂要求针灸治疗。查体:右胁局部压痛明显,舌暗红、苔黄腻、脉弦数。

诊断 中医诊断:胁痛(肝胆湿热);西医诊断:带状疱疹后遗

神经痛。

治则 疏肝行气、通络止痛。

治疗 在右 8、9、10 肋的相应神经节段,即胸第 8、9、10 椎的脊柱后根部进针,针尖 75°斜向脊柱,进针 1.2 寸,配支沟、内关、阳陵泉,予以泻法,针后拔罐。

按 语

本案患者西医诊断为带状疱疹后肋间神经痛。西医的治疗,主要是针对各种病因,用止痛镇静药或封闭治疗,近期效果较好,但易复发。采用中西医结合法,针刺脊髓神经节段,刺激沿各类神经纤维传到脊髓,一方面在脊髓后角和伤害性刺激的传入信息相互作用,调节痛觉反射活动;另一方面,大部分的针刺信息沿对侧侧索上行,通过中枢神经的丘脑外系统,在中枢各级水平程度不同地激活了脑内一些与针刺镇痛有关的结构,调节有关的神经递质,这些结构和物质对针刺信息和伤害刺激的传入信息进行整合,使伤害刺激的传入信息受到抑制,从而产生镇痛效果。

从中医角度考虑,本案病机主要是湿热蕴阻、气滞血瘀、络脉失养。《标幽赋》谓"胁痛刺飞虎"(即支沟穴)。胁痛一般分为虚证和实证,肋间神经痛属实证范围。支沟穴属于手少阳三焦经的经穴,三焦与心包络互为表里,气血互用,针刺支沟穴能起到通行三焦气血的作用,理气活血,化瘀止痛,推陈致新。内关穴是手厥阴心包经的络穴,心包经起于胸中,属心包络三焦,又是八脉交会穴之一,通于阴维,"胸胁内关谋",具有和血行气,通经止痛作用。阳陵泉穴是少阳经的合穴,又是筋会穴。起于目外眦,循行分布于胁肋,属胆络肝具有疏肝利胆、舒筋活络的功效。

胁痛多与情志有关,故患者应尽量保持心情舒畅,避免精神过度激动,并注意休息,劳逸结合。少食肥甘厚味或辛辣之品,多吃蔬菜、水果、瘦肉、豆制品等清淡且有营养的食物。适当参加体育锻炼,以增强体质,有一定的预防作用。胁痛只要治疗将养得法,预后一般良好,但也有部分患者迁移不愈而成为慢性,若治疗不当,演变为癥瘕痞块等,则预后不佳。

二十 水肿

验案

陈某,男,20岁,2022年5月19日初诊。

主诉 下眼睑和下肢水肿2天。

现病史 患者于2022年5月12日感染急性扁桃体炎后,出现发热、咽喉痛,经对症治疗后,病情好转,2天前突然出现下眼睑和下肢水肿,伴尿少、乏力、头痛、腰痛、恶心。查体:体温37.2℃,心率80次/分,血压120/80 mmHg,尿检:蛋白(++),红细胞(++),颗粒管型(+),血沉50 mm/h,咽部红肿,下肢水肿,按之凹陷,舌质红,苔薄,脉细数。

诊断 中医诊断:水肿(阳水);西医诊断:急性肾炎。

治则 养肺益气、补肾活血、化瘀利水。

治疗 针刺肺俞、三焦俞、肾俞、水分、足三里、曲池、合谷、少商(点刺放血)。每日一次。

一周后诸症好转,体温37.2℃,无咽痛,尿常规复查示蛋白(+)、红细胞(+)。第2周上方去曲池、合谷、少商加关元、足三里、太溪。关元、肾俞针加艾条灸30分钟。第3周诸症消失,连续复查3次尿常规均无异常,随访6个月无复发。

按 语

水肿,又名水气,是指因肺、脾、肾三脏对水液宣化输布功能失调，以致体内水液潴留，泛溢肌肤，引起头面、眼睑、四肢、腹背甚至全身水肿等为临床特征的病证，即过多的液体在组织间隙或体腔中积聚的现象。中医将水肿分为阳水、阴水两类，认为本病的发生，多由感受外邪，饮食失调，或劳倦内伤，脏腑功能失常，三焦决渎失职，膀胱气化不利，以致水液运行失其常道，泛滥而为水肿。阳水迁延不愈，正气耗伤转为阴水；阴水复感外邪肿势更盛可出现阳水证候。故治疗以扶正固本，兼治其他为纲。本案患者为风热毒邪由表入里，客于肺肾，伤及血络所致。本案患者水肿，西医诊断为急性肾炎。病因一般认为和身体其他部分的溶血性链球菌感染有关，如上呼吸道感染、猩红热等。但并非由于细菌直接感染肾脏，而是链球菌感染后所产生的变态反应，寒冷和潮湿常诱发本病。多见于儿童和青年。

凡治肿者，必先治水，治水者，必先治气。人身之气，禀命于肺，肺气虚怯，则气不化精而化水矣，故灸肺俞以补肺气。肾俞、水分针后加灸，针灸并用，可温中逐寒，通阳利水而消肿。水分穴，通利水道治其标也。合谷宣肺，为汗不能出而设，又因宣肺而能利水，有"提壶揭盖"之妙也。曲池、合谷、足三里为阳明经穴，阳明经多气多血，故可活血化瘀。足三里具有调理脾胃、提高机体免疫力和化湿解毒的功用。曲池、合谷、少商可清肺热，宣肺利水。肺俞、三焦俞、肾俞可调理脏腑气血，以活血化瘀，扶正祛邪，这样才能使三焦湿热得以清泻，肺、脾、肾三脏的"通调""传输"和"气化"等功能得以恢复，以便于水湿外泄、利水消肿。

水肿初起，应绝对忌盐，控制水的摄入；肿势渐退后，逐步改为低盐饮食，最后可恢复普通饮食，忌食辛辣食品及烟酒。若因营养障碍而致水肿者，应相应保证足够的营养摄入。此外，还需注意精神调养，摄生得法，起居有时，劳逸结合，注意保暖和休息，避免风寒、涉水、淋雨及过度疲劳。这些均对疾病的转归有巨大的临床意义。

二十一 癃闭

验案 1

许某,女,73 岁,2023 年 2 月 6 日初诊。

主诉 排尿困难 1 月余。

现病史 患者于 2022 年 12 月 20 日感染新型冠状病毒后,出现意识障碍,在外院住院治疗期间,出现尿液不自主流出,予留置导尿。其间尝试拔管后排尿困难,又再次留置导尿管已 1 月余。现无自觉尿意,留置导尿管夹约 2 小时松一次,无小腹胀感,目前在泌尿科住院,口服药物等西医治疗后效果不佳,请针灸科会诊。症见患者体形消瘦,面色㿠白,气短懒言,腰膝酸软,舌边有齿印,舌淡苔白,脉沉细缓。

诊断 中医诊断:癃闭(肺肾气虚);西医诊断:神经源性膀胱、尿潴留。

治则 养肺益气、补肾利水。

治疗 方一:芒针针刺"骶四针";方二:普通针刺关元、中极、足三里、阴陵泉、三阴交、列缺。

住院患者每日针灸 1 次,方一、方二交替使用,经过一周治疗,2 月 13 日拔出导尿管。可自行解小便。查膀胱残余尿:约 227 mL。2 月 14 日出院后,每周治疗 3 次,以芒针针刺骶四针为主,配针刺太溪、三阴交、肾俞、膀胱俞。2 月 24 日查膀胱残余尿:约 64 mL。治疗同前,2 月 27 日查膀胱残余尿:约 25 mL。巩固治疗1次,不再进行针灸治疗。一周后复查膀胱残余尿:未见明显膀胱暗区。

按 语

尿潴留是现代医学病名,中医学称癃闭,是由于膀胱气化不利而导致的尿液排出困难、小便不利、点滴而出为特点。

中医认为本证是感受外邪或劳伤脾胃,或内外因素交织,致使三焦水液的运行及气化失常而发生。病变位置在膀胱。因上焦肺热失宣,中焦湿热不化,热壅而下注膀胱,膀胱气化失司,以致水道不得通利;或因肾气受损,命门火衰,阳气无以化阴,导致膀胱气化无权而发为癃闭。《素问·宣明五气篇》载:"膀胱不利为癃。"《针灸甲乙经》载:"小便难,水胀满,出少,转胞不得溺,曲骨主之。"《针灸大成》载:"转胞不溺,淋漓,关元。"从以上所述可以看出,古代医家针灸治疗本病,已经积累了丰富的临床经验,所取穴位多以任脉经为主,与近代取穴基本相同。任脉主一身之阴,纵贯膀胱之前,故取其局部腧穴以补肾虚,益中气而利小便。

本案患者为老年女性,癃闭日久导致三焦气阻,肺气郁闭不宣,而肺气郁闭又加重三焦气阻,水液潴留。上焦肺气不宣,失去"通调水道,下输膀胱"之作用,中焦脾胃湿热不解,致膀胱湿热所阻,气化不利,小便不能正常渗泄,发生癃闭。下焦气化失司,肾与膀胱蓄热加之肾气虚衰、水液内停、尿不能出是发生癃闭的关键。因此治疗上以益肺、肾、脾之气机为主。列缺为肺经络穴,能宣通肺气。肾俞、太溪、关元、中极、三阴交能益肾气、调和脏腑经络气血,气机得疏利,湿热得除,上清下利。

"骶四针"位于腰骶部,是上海市针灸经络研究所汪司右研究员首创。其具体位置为足太阳膀胱经下行之处,控尿机制依赖盆底支持系统发挥作用,包括尿道括约肌的功能及膀胱颈、尿道及其周围支持结构的作用。尿道外括约肌受阴部神经支配,盆底组织,尤其是盆底肌肉由感觉和运动神经支配。"骶四针"位于运动神经在阴部所过之处,其采用特定针尖方向针刺,并加以电刺激,能直接兴奋阴部神经诱发盆底肌节律性收缩,增强盆底肌肉力量,使膀胱颈和近端尿道位置恢复正常。"骶四针"疗法对本案患者初期的癃闭和后期的排尿不尽均有较好的作用。

验案 2

林某,女,30 岁,2021 年 4 月 16 日初诊。

主诉 产后尿闭 4 天。

现病史 患者于 4 月 12 日顺产一女婴,产后尿闭 4 天,曾多次肌肉注射新斯的明无效,一直依靠导管排尿,产科请针灸科会诊。刻见少腹胀满,按压后有少量小便溢出,面色㿠白,气短自汗,口苦而干,舌质淡紫,边有齿印,苔薄白,脉细数。

诊断 中医诊断:癃闭(脾虚血瘀);西医诊断:产后尿潴留。

治则 补脾益气、活血利水。

治疗 针刺脾俞、肺俞、足三里、阴陵泉、气海、三阴交、血海。

二诊 4 月 17 日拔导尿管,2 小时后小便自行解出,穴位不变,复针一次以巩固疗效。

按 语

产后尿潴留属于中医产后癃闭或产后小便不通。早在《诸病源候论》就有产后小便不通的记载。发病机理一般为气虚、气滞或湿热壅阻等。在临床上本病以虚为主,多由肺脾两亏,不能化气行水所致,符合产后多虚的病理特点。由于素体不足,产程过长,产时劳力过度,或出血较多,气随血耗,损伤脾肺之气,故多数病者具有面色萎黄或白、精神萎靡、气短自汗、少腹坠胀、舌淡苔薄、脉象细弱等肺弱脾虚表现。脾主运化,脾气虚则升运无力,不能散布水液上归于肺;肺为水之上源,又主一身之气,肺气虚弱则不能通调水道,下输膀胱;是以肺脾气虚,气化不及而尿闭。此外,肾司二便,与膀胱互为表里,而胞脉者系于肾,唐容川指出"膀胱位居下部,与胞相连,故血结亦病水,水结亦病血",故产后尿潴留亦往往与产后瘀血阻滞胞宫,影响膀胱气化功能有关。针刺肺俞、脾俞、足三里以益肺脾之气,振奋脾肾气机;取任脉经穴气海可温补下焦元气。本案患者舌质淡紫,有瘀血体征,故用三阴交、血海以活血利水。三阴交是足三阴交会穴,可调理三经经气,协调阴阳,加强疏通下焦水道功能,而达到小便自解。诸穴合用,以助膀胱气化,而达启闭通尿之功。

二十二 淋证

验案 1

汤某,男,65 岁,2021 年 10 月 23 日初诊。

主诉 尿频伴下阴部胀闷、疼痛不适 10 年余,加重 1 周。

现病史 患者 10 年前无明显诱因出现尿频、夜尿增多等症状,反复发作,确诊为"前列腺增生"。1 年前行"前列腺切除微创手术"后仍有反复发作的腰骶酸胀、小腹胀痛感,尿后淋漓不尽,尿频量少,尿色先清后黄,起夜 5～6 次,睡眠不实。1 周前因吃辛辣而加重,症见面色晦暗少华,面容疲惫委顿,眼袋色黑,因怕排尿困难不敢饮水,而致口渴唇干,舌暗苔根黄腻,脉细数。

诊断 中医诊断:淋证(气阴亏虚、湿热壅盛);西医诊断:前列腺肥大。

治则 滋阴补肾、清热利湿。

治疗 针刺阴陵泉、足三里、曲泉、三阴交、太溪、太冲、上巨虚、下巨虚、气海、关元、中极。气海、关元、中极三穴针后加艾条温灸。

针灸治疗 3 次后,小腹胀痛减轻,起夜 2～4 次,感觉轻松,大便正常。针治 6 次后,尿黄转清无臊气。治疗 15 次,约 1 个月后,滴沥改善,腹胀消失,小便次数减少,尿量增多,尿色正常,起夜 2 次,睡眠好,大便 1～2 次/天,症状稳定。2 个月后随访,无明显不适。

按 语

淋证是指因肾虚、膀胱湿热、气化失司所致,以小便频急,淋沥不尽,尿道涩痛,小腹拘急,痛引脐中为主要临床表现的一种病证。西医领域中,本证通常见于多种疾患,包括:泌尿系统感染、肿瘤、结石、结核、急慢性前列腺炎、尿道综合征、乳糜尿等。西医治疗方法包含去除病因、一般治疗、对症治疗、抑制免疫及炎症反应、防治并发症等。

本案患者术后气阴两伤、气机不利,湿热壅滞膀胱,气化功能失调,尿液不能正常渗泄,其治在脾、肾。经云:"膀胱者,州都之官。津液藏焉,气化则能出焉。"治疗首应清利下焦湿热。取气海、关元(小肠募穴)、中极(膀胱募穴)以增强下焦气化功能,达行气利水之效。配用阴陵泉、三阴交、上下巨虚以健脾、利湿、通腑,分清泌浊,行气利水,以清利下焦之湿热,尿臊味方能大减。曲泉、太溪、太冲,以养阴清热、行气止痛。患者术后气血两虚,应温补肾阳、气血双补。故以针灸补法在气海、关元、中极针后加艾条温灸,能助阳理气,提高患者精气神。足三里、三阴交为脏腑、气血、表里、阴阳相伍的代表穴,共奏治效。辨证用穴,整体调整,方使本例难治性淋证得以治愈。

验案 2

方某,男,34 岁,2021 年 5 月 13 日初诊。

主诉 尿频伴下阴部胀闷、疼痛不适 1 年余,加重 1 周。

现病史 患者 1 年前无明显诱因出现会阴部胀闷、疼痛,并向尿道放射,坐热水浴则减,伴小便频次增多,夜尿增多,近 1 周夜尿 3 次。性交时偶有射精痛,性情急躁,易恼怒。既往有手淫史,否认有不洁性交史及泌尿系统感染史。前列腺液化验培养结果为阴性。诊见患者精神不振,舌淡,边有齿印,舌尖部有瘀点,苔白腻微黄,脉弦涩。少腹部无压痛及反跳痛。肛门指诊前列腺稍有饱满感,纵沟浅,触痛明显。

诊断 中医诊断:淋证(肝经湿热,瘀血阻滞);西医诊断:慢性前列腺炎。

治则 疏肝祛瘀、清热化湿。

治疗 中极、秩边、太冲、阴包、曲泉、肾俞透命门、三阴交透悬钟。耳穴取肝、膀胱、神门。

三诊时患者诉经针刺后,会阴部胀痛稍缓解,小便较前畅顺,查体:舌尖瘀点减少,舌苔转薄,脉仍细涩。治疗去中极,透刺关元穴,得气后针尖斜下导气。六诊时以上诸症均改善。继续按原宗旨辨证交替选穴治疗,会阴部胀痛消失,小便畅顺。舌淡红,苔薄白,脉缓有力。为巩固疗效,耳穴选肾、肝、脾、内分泌为主,用王不留行籽贴压。左右耳交替进行,3天更换一次。治疗1月后诸症皆消,中止治疗。追踪3月症情无变。

按 语

慢性前列腺炎是泌尿科常见疾病,常由于尿道炎、精囊炎或副睾炎而引起,亦可以从身体其他部位的感染病灶经血流而至前列腺者。临床以症状复杂、病程迁移、顽固难愈、容易复发为特征。

中医学认为慢性前列腺炎属"精浊""淋证""白淫"范畴认为先天禀赋不足及淫欲不节,房劳伤肾而致肾精亏损,肾气不固;或因过量饮酒,嗜食辛辣肥甘,酿成湿热,流注下焦致膀胱气化功能失司、水道不利而致本病。正如《诸病源候论》云"诸淋者,由肾虚而膀胱热故也,肾虚则小便数,膀胱热则水下涩数而且涩,则淋沥不宣",故湿热和肾虚致病历来为众医家首肯。湿热是本病之标;肾虚是本病之本,瘀血是疾病进一步发展的病理反应。

本案患者壮年气盛,易恼怒而致肝气不舒,郁而化火,气火郁于下焦则膀胱气化失司,湿浊内生,出现睾丸坠胀,会阴部胀闷不适。久病入络则精室瘀阻,不通则痛而见尿痛牵引致阴茎痛。足厥阴肝经循股内侧入阴毛、绕阴器,肝主宗筋,脉络阴器,淫气于筋,故足厥阴肝经与男科疾病有密切的关系。故治当疏肝祛瘀、清热化湿,标本同治。

为了收到良好效果,应注重以下几个方面:饮食应尽量避免或少食辛、辣、酸味,如辣椒、大葱、大蒜、韭菜等,以营养清淡为宜;保持精神愉快,使自己处于一种放松状态,要有战胜疾病的信心;保持正常而有规律的日常生活,冬季应注意保暖,特别是下身,防止寒冷侵袭;戒除烟酒。

二十三 尿失禁

验案 1

黄某,女,58岁,2023年3月27日初诊。

主诉 咳嗽时尿液不自主流出20年余,加重半年。

现病史 患者20年前生完第三胎后出现咳嗽时尿液不自主流出,月经前尤为明显。绝经后症状有所加重,近半年大笑、跑步、搬重物时亦出现,且伴尿频,无尿痛,小便颜色无异常。服用泌尿科医生配的口服药物,未见明显好转,请针灸科会诊。症见患者体格偏胖,气短懒言,腰部酸困,双下肢痿软无力,舌边有齿印,舌淡苔白,脉沉细。

诊断 中医诊断:膀胱咳(脾肾气虚);西医诊断:压力性尿失禁。

治则 健脾益气、补肾收敛。

治疗 针刺中脘、气海、关元、中极、水道、归来、足三里、阴陵泉、三阴交、太溪。其中腹部穴位用0.25 mm×100 mm一次性针灸针进行深刺。

按 语

尿失禁在传统医学中没有相应的病名,可根据其症状将其归为"膀胱咳""咳而遗溺""遗溺""遗尿""小便不禁"等范畴。关于尿失禁的古籍记载,最早可追溯至西汉时期的《黄帝内经》。"遗溺"

一词最早出现在《素问·宣明五气篇》中,曰:"五气所病,膀胱不利为癃,不约为遗溺。"而从症状上看,"膀胱咳"无疑更符合压力性尿失禁的定义,《素问·咳论篇》指出:"膀胱咳状,咳则遗溺,久咳不已,则三焦受之。"这些都说明古人很早就意识到尿失禁的发病病位在膀胱。后《千金要方》《妇人大全良方》等渐以遗尿、小便失禁等称之。明代张介宾对尿失禁亦颇有研究,他对尿失禁进行了初步的分类,在《景岳全书》中记载了遗尿的三种情形,一是睡梦中遗尿,二是膀胱不固遗尿,三是气虚不能约束下焦而遗尿,并曰:"总之,三者皆属虚证,但有轻重之辨耳。"本病病位在膀胱,与肺、脾、肾、肝、三焦关系密切。病因多与禀赋不足、年老体虚、产后损伤、暴受惊恐等有关。病机主要归结为肾气不固,膀胱开阖失司或者是肺脾气虚,下元不固,膀胱失约。治法以补肾培元,健脾益气,固脬止遗,通调水道为主。

压力性尿失禁是咳嗽、打喷嚏、大笑等致使腹压猛然增加,尿液不自主由尿道流出的一种泌尿系统疾病。现代医学普遍认为女性压力性尿失禁的发生主要与女性的尿道括约肌受损和盆底肌肉及韧带松弛有关。妊娠和经阴道分娩是导致盆底肌肉松弛的最主要原因。经阴道分娩可导致不同程度的骨盆组织损伤,年龄、肥胖、吸烟、某些慢性病、遗传因素等也被认为可能诱发压力性尿失禁。如今,压力性尿失禁的临床治疗方法主要分为手术治疗和非手术治疗。保守治疗采用盆底功能训练(凯格尔训练)、生物反馈刺激、药物(主要是雌激素疗法和α-肾上腺素受体激动剂)等。

绝经后女性是压力性尿失禁的高发人群。过去由于社会经济的落后和传统观念的束缚,该病患病群体就诊意愿较低,随着人们对健康水平的要求在不断提升,医生对本病的认识和重视程度也在不断提升。本案患者为中老年女性,肾脏功能减退相关,肾气亏虚,命门火衰,膀胱失约故小便不禁。气短懒言,腰部酸困,双下肢痿软无力,舌边有齿印,舌淡苔白,脉沉细,均是脾肾气虚的表现。任、督二脉同起于胞中,下出于会阴,中极、气海、关元属任脉穴,具有引气归元的作用,是以后天养先天之要穴,可以通调气血、温补下焦,能有效改善患者漏尿、水道开阖失司等症状,亦能调节膀胱的蒸腾气化功能,为治疗盆腔器官脱垂要穴,因此具有改善漏尿的作用。中脘是胃之募穴,八会穴之腑会,为任脉、手太阳与少阳、足阳明之会,具有调理中焦气机和脏腑功能的作用,与关元、气海、中极同用时,又可调补任脉,固涩小便。《针灸甲乙经》言:"三焦约,大小便不通,水道主之。"水道具有调节胃经水液、通利三焦的作用。归来穴既可纳气归元,又可治气分病,有疏调下焦气机、升阳止痛之功,与三阴交合用可健脾利水,助膀胱气化。脾气主升,作为升降气机的枢纽,具有维持盆腔脏器作用,防止脱垂,又因脾经的入腹,根据腧穴的近治作用,因此脾经可调节胞宫功能,三阴交穴属于足太阴脾经,针刺三阴交,可以改善患者的漏尿情况。足三里乃强壮要穴,擅治诸虚之疾。它具有调理脾胃、补中益气、通经活络、疏风化湿、扶正祛邪的作用。与中脘合用,取之意在调理脾胃,使后天之水谷精微充养先天,则肾精肾气充实,下元固摄封藏。阴陵泉为足太阴脾经合穴,五行属水,内应于肾,具有健脾益气、通利下焦的功效。孙思邈在《备急千金要方·卷第三十》中记载:"阴陵泉、阳陵泉,主失禁遗尿不自知。"有健脾益气固脬的作用。太溪为足太阴肾经的原穴。与关元相配可补益肾气、调节脏腑经络虚实。腹部穴位采用的芒针,源于中国古代"九针"中的"长针",深刺入穴,可疏通经脉,调节脏腑气血,得气后施行灵活的补虚泻实手法,通过经络传导,使良好的感应徐徐下行,直达病所,具有取穴少而精,治疗效果显著的优势。

验案 2

应某,男,78 岁,2022 年 6 月 10 日初诊。

主诉 前列腺术后尿液不自主流出半月余。

现病史 患者半月前行前列腺癌根治术后出现尿液不自主流

出,久坐、久站、睡眠时症状尤其明显,每日需要用数块成人尿不湿。饮食、睡眠、大便均正常。症见患者形体消瘦,舌边有齿印,舌淡苔白,脉沉细。

诊断　中医诊断:遗尿(脾肾气虚);西医诊断:尿失禁。

治则　疏通经络、健脾补肾。

治疗　针刺"骶四针"、肾俞、脾俞。"骶四针"上点位于骶骨边缘旁,平第4骶后孔水平。使用0.40 mm×100 mm长针直刺,针刺深度为80～90 mm,使针感达尿道或肛门。下点位于尾骨尖旁开0.5寸,使用100 mm长针,向外侧(坐骨直肠窝方向)斜刺80～90 mm,使针感达尿道。穴位均为双侧,针感达到后同侧穴位接G6805电针仪。电针采用连续波,频率2.5 Hz,强刺激以患者不感到难受为度。每次持续60 min。

按　语

"骶四针"疗法又称电针阴部刺激疗法,是由上海市针灸经络研究所汪司右研究员首创,它综合盆底肌肉训练、神经电刺激疗法和中医长针深刺的优点,通过直接兴奋阴部神经诱发盆底肌节律性收缩,从而增强盆底肌肉力量以改善控尿能力。

阴部神经是会阴的感觉和运动神经,支配尿道括约肌、尿道阴道括约肌、会阴浅横肌、球海绵体肌、坐骨海绵体肌、会阴深横肌、肛门外括约肌及肛提肌。排尿功能主要受骶2～4神经节段的影响,"骶四针"疗法采用100 mm长针在骶部穴位深刺,适当提插捻转,使针感达到前阴或肛门,病人会有憋胀、酸困样针感放射至会阴部或小腹部。直接刺激盆底阴部神经,可以直接调节腰骶自主神经的功能,使尿道阻力增加,盆底肌肉阻力增强,从而恢复膀胱颈部和近端尿道的正常位置,提高尿道关闭压、增强尿道外括约肌控尿能力,减少排尿次数。"骶四针"加用电针后,可能对调节盆底肌运动起到正确的指导作用,继而改善阴道肌肉及盆腔脏器组织局部血液循环,促使尿道周围肌肉组织被动性收缩,从而抑制逼尿肌收缩,间接恢复了受损肌肉张力与弹性,进而加强患者对尿道、阴道、括约肌等盆底肌群的控制能力,从而减少漏尿量、漏尿次数,让患者重新回归正常的日常交际活动,摆脱"尴尬癌"。

从中医角度讲,针灸具有疏通经络、调和阴阳的作用,根据近治作用,"骶四针"气至病所,温补下元,气纳下焦,激发膀胱经气,使膀胱恢复开阖之职,肾气得以温煦,尿失禁得以消除。

二十四 遗精

验案

郑某,男,22岁,未婚,2022年10月6日初诊。

主诉 遗精3月余。

现病史 患者3月前因考研在即,久坐看书引发前列腺炎,后出现梦遗现象。开始时为1周1次,近1月每周有2、3次之多,常有头晕腰酸,晚睡不安,神疲体倦,服中药半月余未见明显好转。否认手淫过度。诊见患者形体瘦削,面色白无华,神疲肢冷,脊弯膝屈,舌淡胖苔白,脉沉细无力。

诊断 中医诊断:遗精(脾肾气虚);西医诊断:遗精。

治则 宁心平肝、益肾固精。

治疗 针刺长强、太溪、会阴、肾俞、志室、神门、关元、气海、三阴交、足三里、曲泉、太冲、列缺(埋针)。腹部穴位与背部穴位交替选择,隔日治疗一次。

针治2次后觉神疲、晚睡较宁,梦已减,但遗精仍作;针4次后,近3天未遗精。为巩固疗效,继续治疗。针8次后,遗精偶作。因考研在即,停针灸治疗。半月后因其他原因来院复诊,面色已见红润。

按 语

遗精属性功能障碍之一,是指非性交情况下的精液自行泄出的病证,常伴有头痛、失眠、精神不振、腰膝酸软等症状。西医认为绝大多数遗精为非器质性改变所致。对于病理性遗精,原因有两种:一是缺乏正确的性知识,经常处于色情所诱发的性冲动之中,经常考虑性问题,或有手淫恶习,或房事不节等;二是生殖器官患有某些疾病,如包皮过长、尿道炎、前列腺炎等,所引起的局部刺激而发生遗精。

中医学认为,生理性遗精现象,是精满自溢,不会伤及元气;而病理性遗精,多从心、肾考虑。若劳神太过,思慕不已,神不内敛,则相火煽动而疏泄无度,加之肾阴暗耗,肾气不固,封藏失司,扰动精室;或因嗜食甘肥辛辣,蕴湿生热,湿热下移,淫邪发梦,精官不宁,均可导致遗精。本病主要责之于心、肝、肾三脏。

任督二脉起于胞宫,胞宫在男子为精室;精来源于肾,其储藏排泄也由肾主管。长强为足少阴肾经与督脉的交会穴,又为督脉之别,络任脉,刺之能通任督,调肾气。"经脉所过,主治所及",因此精室受扰或精关不固所致的遗精可取长强穴治疗。太溪为肾的原气经过和留止的部位,针刺该穴能调整肾经原气,加强肾气对精室的固摄作用,是治疗遗精的要穴。长强与太溪合用,局部取穴与远道取穴相结合,能充分发挥经络腧穴平衡阴阳,扶正祛邪的作用,使邪除精固,则遗精可愈。会阴穴为冲、任、督三经交会之所,三脉同起于肾下精官。督脉为"阳脉之海",主一身之阳气,强糈益肾;任脉为"阴脉之海",总任全身之阴;为"十二经脉之海"和"血海",功能调节十二经气血,为各脏腑气血供奉之源。针刺会阴穴,既可调整心肾功能,又可调节全身之气血,调节脏腑之阴阳平衡,使得"阴平阳秘",精关得固,故遗精可止。因会阴穴所在部位神经血管比较丰富,针感较强,并伴有一定痛感,故在治疗前应向患者解释,以便配合治疗。

古人云,精之藏制虽在肾,而精之主宰则在心。年少初雀人事,心有妄思,心有所动,肾必应之,以致君火燥于上,相火炽于下,则水不能藏而精随以泄。是以此病当以治心为先,方为求本之道。神门可平降心火,使心阳下交于肾。三阴交是足三阴经的交会穴,可调补肝、脾、肾三阴；气海、关元为人身元气之根本，可补肾气，固封藏；肾俞、志室能固肾益精，使肾强而精关自固；足三里是胃经合穴，具有调理脾胃，补气血生化之源，健脾摄精的作用；阴陵泉是脾经的合穴，与三阴交合用可加强健脾利湿的作用；曲泉是肝经的合穴，可清泄下焦湿热。列缺穴为八脉交会穴之一，通于任脉，男子任脉起于肾下精宫，上循阴器。敦煌医书《灸法图》记载："灸男子五劳七伤、失精、尿血，当灸两手髓孔（列缺）。"《千金要方》亦载："小便热痛，男子阴中疼痛溺血精出，灸列缺五十壮。"因此，选用列缺穴埋针治疗遗精。

运用针灸治疗遗精屡有奇效，其作用机制主要有下面几点：①恢复大脑皮质功能。大量研究表明，在遗精者的大脑皮质控制射精反射的部位，常有异常放电，而针灸能显著改善脑电紊乱状况，使之恢复正常，重新调控射精反射。②调节交感神经功能。由于射精的传出途径是腰交感神经传出支，针灸通过刺激邻近腰背的交感神经中枢的穴位，可改善交感神经细胞的放电紊乱现象，调节交感神经紊乱的功能。③增强免疫力。临床上还有少数遗精是由于尿道、前列腺等炎症所致，而针灸能通过兴奋网状内皮系统的吞噬功能和增强白细胞的吞噬作用，从而产生抗炎效用，调整其免疫功能，对引起遗精的原发病进行治疗。

一般来说，治疗遗精的关键是注意精神调养，排除杂念，清心寡欲，其次要避免过度的脑力劳动，勿使精神紧张，丰富文体生活；注意生活起居，节制性欲，有手淫者要戒除该不良习惯；少食辛辣刺激性食品，如烟、酒、咖啡等。睡前用温水洗脚，养成侧卧的习惯，被褥不宜过厚，脚部不宜盖得太暖，衬裤不宜过紧。本病预后较好，若治疗恰当，注意调摄，可缩短疗程；否则，病情演变，虚实错杂，则缠绵难愈。

二十五 阳痿

验案 1

施某,男,38 岁,2022 年 5 月 31 日初诊。

主诉 阳痿半年。

现病史 患者近半年出现勃起时间短、勃起硬度不够、早泄等现象。脾气暴躁,伴阴囊潮湿、下肢酸重、小便黄赤、淋漓不尽,初起时因饮酒过多并吃辛辣食物,当晚和爱人同房后感性欲减退,随后症状愈发频繁、明显。曾在男科门诊治疗,服用"六味地黄丸"等中成药,疗效不显,故来就诊。症见口干欲凉饮,大便不爽,睡眠差,舌红苔黄腻,脉滑稍数。

诊断 中医诊断:阳痿(湿热下注);西医诊断:性功能障碍。

治则 清热利湿。

治疗 针刺中极、阴陵泉、会阳、三阴交、太冲、行间、阴谷、次髎。隔日治疗一次。要求:中极的针感要窜至阴部尿道,阴陵泉针感要窜至足部或大腿。

针治半月后,症状改善,性功能有所好转。继续针刺 1 月余,性功能明显好转,勃起时间明显延长,未见早泄现象。

按 语

阳痿是指男子青壮年时期,出现阴茎不能勃起,或勃起而不坚,或勃起不能维持,以致不能进行正常性生活,或伴以性欲锐减的病症,是临床最常见的性功能障碍之一。

中医认为阳痿多由于恣情纵欲,久犯手淫,伤及肾气,导致精气虚损,命门火衰;或因思虑伤脾,恐惧伤肾,以致气血两虚;或因湿热下注,宗筋弛纵而致阳痿。本案患者辨证为湿热下注,宗筋弛纵,前阴为宗筋之所聚,故见阳痿;湿热蕴结膀胱,导致膀胱气化不利,见小便黄赤、余沥不尽;湿热下注肝经,阴囊潮湿、下肢酸重;舌红、苔黄腻、脉滑稍数为湿热蕴结之象。针灸治疗阳痿的主要机制为:改善大脑皮质兴奋性、调节内分泌功能、促进血液供应。中极属任脉,为膀胱经的募穴,可振奋膀胱之气,有清热利湿的作用;阴陵泉为脾之合穴,有清湿热利三焦之功;三阴交属脾经,是肝、脾肾三经之会,具有补脾胃、助运化、除湿的作用;太冲、行间合用,可泻肝胆两经之湿热;阴谷为肾经合穴,五行应水,可以清湿除热,又可补肾气,佐会阳以壮元阳;有健脾补肾之功,次髎虽属足太阳膀胱经腧穴,但它近盆腔下极,上承命门及诸背俞,夹督脉下行腰俞、会阳,前与气海、关元临近相对,是任督脉的要冲。

一般来说,青壮年人出现阳痿,大多数属于功能性病变,只需实施情志治疗和性知识教育,鼓励参加体育锻炼,注意饮食营养,再结合药物、针灸等治疗,绝大多数病人都能康复。

验案 2

童某,男,37 岁,2021 年 2 月 18 日初诊。

主诉 阴茎勃起无力 3 年余。

现病史 近 3 年来性欲减退,同房时阴茎勃起无力,间或举而不坚,伴有腰膝酸软,动则汗出,四肢无力,畏寒,阴囊龟头阴冷潮湿。患者精神较紧张,碍于面子,曾经自购一些药物(保健品为主)服用,自述刚开始服药后,进行性生活感觉满意,但一段时间之后不吃药根本不能进行性生活,影响了夫妻关系。既往有手淫病史。

刻见面色稍黑,精神萎靡,面色无华,脉沉迟无力,舌淡苔白厚腻。

诊断　中医诊断:阳痿(命门火衰、肾精亏耗);西医诊断:性功能障碍。

治则　温肾壮阳。

治疗　针刺肾俞、关元、中极、命门、次髎、足三里、三阴交、太溪、大敦、百会。其中关元、命门、百会针后再灸,隔日治疗一次。要求:中极的针感要窜至阴部尿道。配合服用中成药右归丸。

针治1月余,虚汗已止,出现晨勃,肢冷畏寒消失,阴囊、龟头有热胀之感,针治2月余阴茎勃起渐有力,同房满意,随访至今未复发。

按　语

西医学认为,阳痿系本身勃起中枢被大脑皮质过分抑制或本身抑制过分,使正常足够的刺激不能引起中枢的兴奋而使阴茎勃起。针灸有良好的通调经络、改善神经冲动的传导之作用。针刺可起到调整勃起中枢和性神经的作用,以达到治愈男性性功能障碍之目的。

中医认为肾藏精,精生髓,房劳伤肾,髓海空虚,则腰膝酸软;肾气亏虚,气血不足,故见面色无华、精神不振、动则汗出;久伤肾气则命门火衰,证见畏寒、阴囊龟头阴冷潮湿;舌脉亦为肾脏亏虚、气血不足之象。取肾之阴阳精气输注聚结于背部的肾俞来培补肾精、振奋肾阳;关元、中极为任脉与足三阴经交会穴,是治疗泌尿生殖系统疾病的主穴,可调精宫;督脉为阳脉之海,可总督一身之阳气,督脉经命门穴可补肾阳,壮命门之火;次髎能清利膀胱,泻精室虚火;足三里是胃经合穴,能健脾胃,益气血生化之源;三阴交为贯通肝、脾、肾三经的要穴,可以补益三阴的虚损,以治其本;太溪为肾经原穴,针之以补本经,通调经气;关元为元气所存之处,灸之可使真元得充,恢复肾气,兴奋宗筋;百会为诸阳之会,灸之可升举阳气,促使阴茎勃起。肝主疏泄,肝之经脉绕阴器,肝之气血的舒畅条达有利于解除患者的焦虑、抑郁、恐惧等不良情绪,配合适当的心理暗示对本病治疗有良好功效。大敦为肝经血气所出之处,配任脉之关元能调整生殖器海绵体的血液充盈功能。诸穴同用,能补肾元、助气化、理气血、壮阳道。

  阳痿患者,应节制性生活,宜以冲动最强烈而体力又最充沛之时进行为妥;夫妻应相互关心、安慰、谅解,尽量消除紧张、恐惧心理,建立和谐、体贴、愉快的心境,在饮酒过多、过饥过饱、疲劳、情绪不良、环境干扰等情况下,不要过性生活,以免失败、沮丧而失去信心;同时,要坚持进行适当的体育锻炼,风雨无阻,自可见功。本病多数属于功能性病变,经过适当治疗,一般是可以得到恢复的。但阳痿患者在治愈后应控制性生活,间隔时间应较正常延长,不能恣纵性欲,否则还会复发。

二十六 男性不育

验案

陈某,男,34 岁,2021 年 3 月 9 日初诊。

主诉 婚后 2 年未育。

现病史 患者于 2019 年结婚,婚后性生活正常,至今未育。双方于 2021 年 2 月同去专科医院检查,女方结果基本正常,男方精液检查结果提示"精子运动速度不足",精子总数、密度、活率、形态等基本正常。症见面色晦暗,神疲乏力,腰脊酸冷,畏寒怕冷,脉沉。

诊断 中医诊断:男性不育症(肾阳虚证)。

治则 温肾助阳,补肾填精。

治疗 取气海、关元、中极、大赫、阴谷、肾俞、命门、足三里、三阴交、太溪。用艾盒温灸下腹部穴位,并用淫羊藿 8 g、仙茅 8 g、丹参 9 g、赤白芍各 9 g、艾叶 15 g 坐浴。方法:沸水浸泡药材约 10 分钟后,将水温控制在 40 ℃左右,坐浴 10～15 分钟,每晚一次。嘱:调整心态,清心节欲,增加营养,忌烟酒辛辣。

经针灸、药浴 2 月后,精神好转,面色有华,肢体不冷,5 月 21 日复诊时,告知女方已怀孕。

按 语

《素问·上古天真论篇》说:"肾者主水,受五脏六腑之精而藏之,故五脏盛,乃能泻。"说明精来源于五脏六腑,而藏于肾。因此,精的病变与肾有关。本例患者临床表现为肾阳不足的症状,因阳主气,气不运水,致使在精液中精子前向运动活力速度下降。临证时具体分析,辨证施治,以补虚为主,暖肾填精,激活精子。任脉为阴脉之海,气海、关元、中极归任脉,与足三阴经相交会,有补肾培元、温精血、壮元阳之功,是全身强壮要穴。现代研究也表明,关元对垂体-性腺的功能有促进作用,针刺关元、中极对男子精子缺乏症有一定疗效。

　　肾俞是肾气输注之处,为调补肾气、治疗肾虚的要穴,有滋阴填精、温肾壮阳、培元固本之功。足三里配三阴交为阴阳代表穴有补肝肾、填精血之功。取肾经之阴谷、大赫、太溪,有治疗男性不育、肾阳虚衰之效。诸穴相配,综合施法,取得"肾气盛,精气溢泻,阴阳和,故能有子"之效。

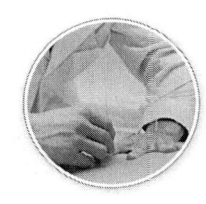

第三章 皮外伤科病证

一 斑秃

验案 1

朱某,男,27 岁,2019 年 4 月 13 日初诊。

主诉 局部头发脱落 2 周。

现病史 患者近半年工作繁忙,精神紧张,熬夜加班,睡眠不足。2 周前理发发现左颞上部有一片状脱发区,钱币大小,附近一黄豆大小脱发区。脱发处皮肤光滑,呈椭圆形,边缘头发松动易拔,发根呈感叹号样,无自觉症状。伴乏力、失眠多梦、心烦、口苦。舌暗红苔薄,舌底脉络粗,脉弦细。

诊断 中医诊断:油风(气滞血瘀证);西医诊断:斑秃。

治则 疏肝解郁,祛瘀生发。

治疗 针刺百会、风池、太渊、膈俞、血海、太冲,平补平泻,留针 30 分钟,每日 1 次。针刺结束后,在脱发区域涂抹适量生理盐水,将易罐吸附在脱发部位,稍做扭转后拔出,如此反复;注意观察头皮部位颜色变化,以泛红为度,脱发部位约共吸拔 50 次,每日 1 次。

治疗 1 月后,脱发处生出黄色与黑色新发,小毳毛较多,由周围向中央生长,失眠、乏力症状都得到改善。

按 语

斑秃,中医称之为"油风""鬼剃头",是一种与遗传因素、非特异性刺激、精神因素等有关的免疫介导脱发疾病,以中青年最为多见。西医认为斑秃是一种非瘢痕性脱发,属于慢性炎症性疾病。《血证论·血瘀》载:"瘀血上焦,或发脱不生。"《医林改错》中提出:"无病脱发,亦是血瘀。"说明瘀血阻络与斑秃的发生关系密切,毛发可因络脉瘀阻,得不到营养而脱落。

针灸选取疏肝理气、活血化瘀之穴位,使脱发处气血流通,促进生发。

拔罐,通过作用于皮部、络脉,促进局部气血津液的转化流动,改善人体的气血状态,机械牵拉能促进伤口愈合与再生,激活免疫效应,调整机能状态。

验案 2

陈某,男,39 岁,2021 年 6 月 12 日初诊。

主诉 局部头发脱落半年。

现病史 患者半年前无意中发现枕部有 2 处片状脱发区,自行用生姜擦洗,未见明显改善,脱发范围逐渐增大。刻下可见枕部至头顶数片绿豆至钱币大小脱发区,部分融合,脱发处皮肤光滑,呈椭圆形或不规则形,边缘头发松动易拔,发根呈感叹号样,无自觉症状。伴头昏、耳鸣、腰膝酸软、乏力。舌淡苔薄,脉细。

诊断 中医诊断:油风(肝肾亏虚证);西医诊断:斑秃。

治则 滋补肝肾,养阴生发。

治疗 取针刺百会、四神聪、阿是穴、风池、气海、血海、太冲、肝俞、肾俞。用补法,留针 30 分钟,隔日 1 次。梅花针叩刺脱发区,每次叩刺 2~3 min,直至局部头皮出现潮红、充血,甚至轻微渗血为止,每日 1 次。艾条灸:在阿是穴(斑秃局部)、肝俞、肾俞距皮肤 1.5~3 cm 处施以灸,皮肤红润为度,每日 1 次,每次灸 30 min。

经 2 周治疗后,头发停止脱落,治疗 1 月后脱发处生出黑色细软新发，部分部位生出黄色新发，由周围向中央生长。

按 语

此病案患者之斑秃证属肝肾亏虚，《诸病源候论》记载："足少阴之经血，外养于发，血气盛，发则光泽；若虚，则血不能养发，故发无润泽也。"肾藏精，肝藏血，精血互生，肝肾同源，故治疗应以补肾填精为原则。

针灸选穴以调补肝肾为主，改善头皮血液循环，活化毛囊，促进毛发生长。

梅花针叩刺脱发区可改善局部血液循环，疏通经络，激活局部毛囊干细胞的增殖与分化能力，使局部角质蛋白的表达升高，改善毛囊微环境，从而进一步激活局部毛囊的功能，使脱发区毛发得到再生。

《本草纲目》云："艾叶，纯阳也。灸之，康泰，其功亦大矣。"艾灸具有温补的作用，针对肝俞、肾俞二穴进行精准温补，有补益肝肾的作用。艾灸治疗斑秃，在脱发区可以促进其局部毛囊微环境阴阳平衡，达到正常的生理状态，还能补益肝肾，使机体趋向于阴阳平衡，改善患者整体生理状态，可谓标本兼治。

验案3

王某，女，44岁，2020年11月14日初诊。

主诉 局部头发脱落一个月。

现病史 患者一月前发现头顶部有1处片状脱发区，外用米诺地尔酊2周，因油腻不适而不能坚持。刻下见脱发区皮肤光滑，呈椭圆形，边缘头发松动易拔，发根呈感叹号样。伴乏力、纳差、便秘。舌淡苔薄，脉沉细。

诊断 中医诊断：油风（气血两虚证）；西医诊断：斑秃。

治则 益气养血。

治疗 针刺百会、率谷、四神聪、头维、生发穴(风池与风府连线中点)、阿是穴、脾俞、胃俞、足三里、血海；平补平泻，留针30分钟，每日1次。用梅花针叩刺，主要是针对脱发区进行叩刺。

治疗1月后，头发停止脱落，脱发处生出黑色细软新发，乏力、纳差等症状明显改善。

按 语

《诸病源候论》谓："若血盛荣于毛发，则须发美，若血气虚弱，经脉衰竭则须脱发。"提示冲任之脉，乃十二经脉之海，亦称之为血海，若冲任之脉气血不足，血海空虚，则十二经脉无以濡养，全身毛发及胡须得不到营养物质供给，常可导致须发脱落。"发为血之余"，而血来自水谷精微，脾胃为后天之本，气血生化之源，因此一切能损伤脾胃的生活习惯，如忧思过度，饮食不节或产后、病后脾胃虚弱，气血生化不足，均可导致毛发脱落。气血两虚证一般多见于慢性病后，贫血，产后或手术后。因此选定脱发区局部穴位及补气养血的足太阴脾经穴，足阳明胃经穴。治疗原则以健脾益气为主，提高脾胃的运化作用，通畅化生气血，气血充盛则毛发得养。针灸疗法通过刺激穴位、经络，达到经络疏通、活血化瘀、阴阳平衡的作用，并能改善局部微循环，增强头皮部及皮下组织供血，使毛囊、毛发得到充养。

二 蛇串疮

验案 1

任某,男,42 岁,2019 年 9 月 12 日初诊。

主诉 右腰肋部皮疹 1 周。

现病史 患者 1 周前劳累后自觉右腰肋部疼痛,自行外用狗皮膏 2 天,疼痛未缓解,疼痛处出现散在红疹,逐渐增多,以为皮肤贴伤膏后过敏,随来就医。刻下见右侧腰肋部皮肤潮红,粟米大小水疱密集呈带状分布,疱群之间间隔正常皮肤,发于身体一侧,灼热刺痛。伴全身乏力,口苦咽干,心烦易怒,小便黄,舌红苔薄黄,脉弦数。

诊断 中医诊断:蛇串疮(肝经郁热);西医诊断:带状疱疹。

治则 清泄肝火,解毒止痛。

治疗 刺络放血法:使用 75% 乙醇消毒皮损部位,用一次性无菌注射针实施点刺,每次点刺 3～5 处,每处均散点刺 4～6 次,深度为 2～3 mm,依据患者的实际情况选用适宜的火罐,对点刺进行拔罐,留罐时间为 5～10 min,使用消毒干棉纱布对起罐后组织液与血液进行擦拭。针刺:取疱疹周围 8～10 个阿是穴行毫针围刺,针刺夹脊穴(患侧对应受损神经节段上下各一节段)、外关穴、支沟穴、阳陵泉、太冲穴,留针 30 min,隔日 1 次。

2019 年 9 月 14 日二诊。经针灸治疗后,疱疹收敛,少量新发,刺痛略减。舌质红苔薄,脉弦数。辨证得当,守法继进。上方加足三里。

坚持治疗1月后,皮疹消退,色素沉淀,刺痛消失,偶有瘙痒,舌质红苔薄,脉细,病情基本痊愈,嘱患者注意休息,清淡饮食。

按 语

带状疱疹在中医学中被称为"缠腰火丹""蛇串疮",俗称"串腰龙"。《临证指南医案》曰:"久痛必入于络,络中气血,虚实寒热,稍有留邪,皆能致痛。"带状疱疹神经后遗痛多因病后体虚、正气不足,肝胆气滞、湿热、瘀血阻络或挟风邪上扰,以致经络阻遏,气血郁滞,形成"不通则痛";再者此病患者大多年老体弱,气血亏虚,又蛇串疮久治不愈,更易伤及阴阳气血,清阳不升阴血不足,脉络拘急,形成"不荣则痛"。带状疱疹属于较剧烈的顽固性疼痛,呈烧灼痛或撕裂样或刀割样痛,疼痛发作时常导致患者寝食不安,生活质量低下,或有焦虑和抑郁,部分带状疱疹患者伴有难忍性瘙痒。刺络放血拔罐疗法通过刺络放血,加速了局部的血液运行,疏通了经络气血,达到通则不痛的目的,其既能通络止痛,又能祛瘀生新,有利于皮损愈合。刺络拔罐放血还能起到泄热排毒的功效,可减少病毒在机体内的复制、破坏,阻断了毒邪在经络中生长扩散,从而最大限度地减少了后遗神经痛的发生。

夹脊穴又名华佗夹脊穴,位于背腰部脊柱两旁,针刺夹脊穴能够疏通督脉和膀胱经的经气,调节脏腑经络气血运行,起到调节机体枢纽的作用。研究表明,对受损神经节段的夹脊穴予以针刺治疗后,产生的针刺冲动能通过调节神经系统及体液系统,释放相关炎性物质和免疫细胞,发挥快速镇痛及提升免疫力的作用。阿是穴始于《千金要方》,"言人有病痛即令掐其上……阿是穴也",揭示了压痛明显处或反应点即为阿是穴。研究发现,针刺阿是穴,能够使针刺冲动通过神经传导至相应的脊髓阶段并广泛投射到大脑皮质,经体液调节释放镇痛物质和减少炎症因子的释放,从而产生迅速的止痛功效。支沟穴为手少阳三焦经之经穴,具有祛风解表、泄热通腑解毒、畅利三焦气机之效。外关穴为手少阳三焦经之络穴,通阳维脉,阳维络诸阳,主一身之表,因此外关穴具有疏风散寒、清热解毒等功效。外关穴与支沟穴合用能增强泄三焦火热之功。阳陵泉属足少阳胆经之合穴,具有祛湿降浊、清利胆热、调节肝胆之气的功效。针刺阳陵泉可以起到疏肝利胆、清热降浊的作用,以促进水疱吸收、减少疼痛。太冲穴为足厥阴肝经原穴,可清肝泻火、行气解郁之功,取太冲穴可清泻肝经实热、调畅气血运行。以上治疗共奏祛邪外出、气血顺畅、通络止痛之效。

验案 2

王某,男,63 岁,2017 年 4 月 3 日初诊。

主诉 腰背部疼痛 2 月。

现病史 患者 2 个月前突发带状疱疹,口服阿昔洛韦 10 天,皮疹消退后,患侧疼痛不止,口服甲钴胺片未缓解,刻下未见躯干明显皮疹,左侧腰背疼痛,放射至左腹,影响睡眠。舌暗红苔薄,脉弦细。

诊断 中医诊断:蛇串疮(气滞血瘀);西医诊断:带状疱疹后遗神经痛。

治则 理气活血,通络止痛。

治疗 针刺大肠俞、肾俞穴、夹脊穴、行间穴、水沟穴以及疼痛部位,留置 20 min,每天针灸 1 次。梅花针扣刺:疼痛点穴位可采取梅花针扣刺放血治疗,每次扣刺 5 min,每周 5 次。

持续治疗 1 月后,患者疼痛痊愈。

按 语

带状疱疹后遗神经痛随着年龄的增长而加重,疼痛表现是"不通则痛",是由经脉闭阻、气机不畅、湿热毒邪无法外泄所致肿痛,因此中医治疗此病应以清热解毒、化湿除燥、疏通活血、化痰祛湿等为主。针灸治疗能够舒筋活血、通络化瘀，疏散体内的肝火，针刺大肠俞和肾俞穴，具有祛湿通经、益气行气之效；夹脊穴与脏腑相关，体表穴位与脏腑相通，因此夹脊穴能内治脏腑，外治体表皮肤炎症；行间穴具有清肝火、除燥降湿作用；水沟穴又名鬼宫，能清热止痛。加以梅花针刺放血治疗，可解除血瘀，促进血液循环，有效泻火祛湿。针刺治疗能有效阻滞神经痛觉纤维的传导，增加机体的痛阈和对疼痛的耐受性，有效刺激对应穴位能调节身体神经，改善血液循环，进而达到活血止痛之效。

三 痤疮

验案 1

张某,女,15 岁,2021 年 8 月 4 日初诊。

主诉 面部痤疮一年余。

现病史 患者一年前无明显诱因出现前额、面颊两侧起红色丘疹。此起彼伏,持续不断。月经前丘疹较多,无瘙痒及疼痛,挤压丘疹有白色油脂状物排出,偶伴咽干口燥。曾口服中药及局部外用药治疗无效,平时有习惯性便秘。刻见面部皮肤油腻,前额部较多白头粉刺,夹杂少许黑头粉刺,颊部和颌部有较密集的绿豆大小红色丘疹,间见疏密不均的脓疱疹,散在少许黄豆大的结节。舌红,苔黄,脉数。

诊断 中医诊断:粉刺(大肠积热型);西医诊断:寻常痤疮。

治则 清热通腑。

治疗 针刺大椎、曲池、足三里、天枢、迎香、合谷。耳穴取肺、大肠、神门、心、内分泌进行放血,两耳交替,一周两耳各放血一次。膀胱经走罐,结束后大椎、肺俞留罐,每周 2 次。

按 语

痤疮,是一种毛囊与皮脂腺的慢性炎症性皮肤病。目前一般认为本病系多因素疾病,可能与体内雄性激素分泌增多有关,增多的雄性激素可使皮脂腺肥大,皮脂分泌增多,积于毛囊内,形成脂栓，使皮脂腺分泌物不易排除而形成痤疮。在无氧环境下，原存于毛囊内的粉刺棒状杆菌等大量增生、繁殖，产生溶酯酶，分解皮脂中的三酸甘油酯，产生游离脂肪酸刺激毛囊，引起炎症。以后毛囊壁损伤和破裂，瘀积的皮脂溢入真皮内，引起毛囊周围炎症反应，形成痤疮。遗传、内分泌障碍、多脂多糖类及刺激性饮食、高温气候、某些化学因素等，对本病的发生与发展亦能起一定作用。临床表现特点是好发于颜面、胸背部，可形成黑头粉刺、丘疹、脓疱、结节、囊肿等损害，根据其皮损的主要表现，多分为丘疹性痤疮、脓疱性痤疮、囊肿性痤疮、结节性痤疮、萎缩性痤疮、聚合性痤疮、恶病质性痤疮等类型。西医治疗分为内用药和外用药，内用药包括维生素、抗生素、内分泌制剂和锌制剂，外用药较多的是维生素甲酸类和硫碱间苯二酚制剂。本病好发于青春发育期男女的面部及胸背部，妇女多伴有月经不调。病程较长，青春期过后有自愈倾向，多数可自然减轻。

中医认为，粉刺多由素体阳热偏盛，血热外壅，气血郁滞而发病；或嗜食辛辣、鱼腥、油腻、肥甘之品，使肺胃积热循经上熏，血随热行，上壅胸面，故红色粟疹发于颜面、胸背等处。病情旷久，导致痰血瘀结，则出现结节、囊肿，累累相连。总之，脏腑血热偏盛是发病的根本，饮食不节、外邪侵袭是致病的条件。

本案患者平素便秘，为大肠积热盛，肺与大肠相表里，肺主皮毛，肠热上蒸于肺，热结肌肤而发病。舌脉为热证之象。曲池为大肠经之合穴，合治内腑，既能清胃肠之热，又能清肺热；合谷为大肠经原穴，其性走而不守，又因大肠经多气多血，故该穴既能清血热，又为治面部之主穴（面口合谷收）。迎香配合谷可疏通局部气血、宣肺气、泻大肠经之热。足三里调理脾胃，天枢通腑泄热。背部膀胱经走罐同为泻脏腑热证。耳穴点刺放血疗法是在中医基本理论指导下，通过放血方法，祛除邪气而达到平衡阴阳、调和气血、恢复正气的一种有效治疗方法，不但能引邪外出，还能使热毒之邪有其出路，既清泄血中郁热并含"宛陈则除之"之意。《素问·针解篇》曰："宛陈则除之者，出恶血也。"本疗法最早见载于，《素问·血气形志篇》:"凡治病必先去其血,乃去其所苦,伺其所欲,然后泻有余补不足。"张子和在《儒门事亲》中认为针刺放血,攻邪最捷。《灵枢》载:"耳为宗脉之会。"刺激耳部穴位,可调整相应经脉、脏腑的功能。取耳穴中的肺、大肠以泻肺肠积热;取神门、心以安神清热;取内分泌以调节体内激素水平。现代医学认为,耳郭神经血管最为丰富,特别是耳甲腔、三角窝等部位。刺激该处的神经有调节机体平衡作用,从而激发机体的免疫功能,调节体内性激素水平,降低机体敏感性,而达到抑制皮脂腺旺盛分泌并消炎、消肿、散结之目的。本病除了积极治疗外,更重要的是自我防护和保养,以下为几点注意事项。

1. 注重精神、心理因素:不要因为患了痤疮就悲观,要乐观自信,坚持正规治疗。

2. 讲究个人卫生:油性皮肤可早晚均用洁面乳;干性皮肤尽量只在晚上使用氨基酸类洁面乳。切记不要挤粉刺、脓疮。注意保持大便通畅,防止便秘。

3. 饮食方面:要注意"四少一多",即少吃辛辣食物(如辣椒、葱、蒜等),少吃油腻食物(如动物油、植物油等),少吃甜食(如糖类、咖啡类),少吃"发物"(如鱼、虾、牛羊肉等),多吃蔬菜、水果。

4. 生活方面:忌烟酒、注意防晒。

验案 2

夏某,男,20 岁,2022 年 7 月 13 日初诊。

主诉 面部痤疮 5 年余。

现病史 患者于 5 年前因中考压力过大,前胸及面部开始出现痤疮,呈绿豆大小,散在不规则分布,间有脓疱、结节,曾经西药治疗未见减轻,故来诊。口干,大便干燥,小便色黄,平素喜辛辣油腻。刻下见患者下颌部有新起绿豆大痤疮,脉弦滑,舌边红,苔黄腻。

诊断 中医诊断：痤疮（脾胃湿热）；西医诊断：痤疮。

治则 清热利湿。

治疗 以面部皮损集中部为中心，1寸针围刺，留针30分钟后用梅花针叩击皮损局部，使之微微出血，碘伏消毒。每日1次。后背膀胱经刮痧，配合阳性反应点进行点刺、拔罐，每周2次。

配合中药内服：防风15g，生栀子10g，淡竹叶10g，白鲜皮25g，苦参10g，赤芍25g，丹皮15g，生地25g，紫草10g，大黄15g，地肤子15g，木通10g，桔梗10g，甘草10g，蛇床子10g，芥穗15g。

按 语

痤疮是一种毛囊与皮脂腺的慢性炎症性皮肤病，好发于青年男女的面部及胸背部，以粉刺、丘疹、脓疱、结节、囊肿、瘢痕等为主要损害，是皮肤科的常见病、多发病。初起多为针头大小的皮色或红色丘疹，黑头或白头粉刺，继之呈脓疱状，甚则伴有结节、囊肿、疼痛。若反复发作可留有凹凸不平的瘢痕和色素沉着。根据痤疮皮损的形态、炎症和轻重及发生的部位，临床上一般将痤疮分为4级：1级为黑头粉刺，炎症性丘疹，散发；2级为1级加浅在性脓疹，炎症性皮疹数目增多，限于颈面部；3级为2级加深性炎症丘疹，发生于面、颈及胸背部；4级为3级加囊肿，易形成瘢痕，发生于上半身。

中医对本病的病因分析，通常按疾病的性质和年龄而分，皮脂腺类的疾病，多与肺、脾有关。具体而言，青年人每因素体阳热偏盛、生机蓬勃，营血日渐偏热，血热外壅，体表络脉充盈，气血郁滞而发病。此外，辛辣之品属阳热性食物，能助阳化热；鱼腥油腻之品，过食则中焦运化不利，积久亦可化生火热，热熏于面，则生红色粟疹之类。病情旷久不愈，气血郁滞，经脉失畅；或肺胃积热，久蕴不解，化湿生痰，痰血瘀结，致使皮疹扩大或局部出现结节、囊肿相连而生。

痤疮为湿热火毒内蕴，血热瘀滞，上熏颜面而成。本案用梅花针叩击皮损局部,具有活血祛瘀、改善皮损部位的循环代谢、消炎的作用,临床上观察到经叩刺出血的炎性丘疹、脓疱和结节均能很快消退。在背俞穴及小红点刺络放血,可祛湿热火毒,清泻血中瘀热。拔罐可疏导瘀滞,引邪外出。两法相得益彰,故疗效卓著。

痤疮是一种容易反复发作的皮肤病,又因其病因错综复杂,故在治疗方法上最好内治与外治相结合,针灸与中药相结合。另外,对痤疮的治疗,贵在一个"早"字。早期表现为丘疹状粉刺,一般较易治愈。若皮癣密布且出现脓疱状粉刺,这时治疗比较困难,容易留下色素沉着或瘢痕。痤疮患者饮食宜清淡,多吃蔬菜水果,禁食辛辣及油炸食品。保持大便通畅,心情要稳定,不要烦躁、生气,保证足够的睡眠,更不要用手挤压痤疮。

四 瘾疹

验案 1

王某,男,42 岁,2021 年 5 月 28 日初诊。

主诉 反复全身皮肤风疹块伴剧痒 20 余年,再发半天。

现病史 患者 20 余年前无明显诱因出现遍体风团、瘙痒并伴有头面部轻度水肿,经抗过敏性治疗后症状好转,后未正规服药,导致症状反复发作。初起几年症状反复时口服抗过敏药显效,后需输液治疗才能有效。半天前无明显诱因于下肢内侧出现白色风团,渐扩延至全身,界缘清楚,大小、形态不一,此起彼伏。近期无特殊接触异物史,大便干结,小便短赤。查体:患者丘疹以肢体内侧尤甚,疹块大小不一,划痕试验强阳性,患者神情焦躁,脉洪,舌苔黄,余无异常。

诊断 中医诊断:瘾疹(风热型);西医诊断:荨麻疹。

治则 祛风清热、活血止痒。

治疗 取风门、曲池、风市,针法为泻法,大幅度提插捻转,得气后加电针。大椎、神阙穴拔罐,委中、鱼际点刺出血。

按 语

瘾疹,俗称"风疹块""风丹"等,是因皮肤出现鲜红色或苍白色瘙痒性风团,时隐时现而得名。其特征是身体瘙痒,搔之则出现红斑隆起,形如豆瓣,堆累成片,发无定处,忽隐忽现,退后不留痕迹。

如发生在眼睑、口唇等组织疏松部位,水肿特别明显,则称"游风",性质与瘾疹相同。本病可发生于任何年龄,尤以青中年人多见,男女皆可患病。中医认为,瘾疹总由禀性过敏、内外诸多因素而致病,病因主要与风邪密切相关。

瘾疹相当于西医学的荨麻疹。它是一种由变态反应和非变态反应等多种因素引起皮肤黏膜血管发生暂时性炎症充血和大量液体渗出,酿成皮肤局部水肿性损害。治疗方法为去除致敏原,给予抗组胺药、钙剂等,严重者可注射肾上腺素,局部可涂炉甘石洗剂等止痒药。本病的治疗关键在于尽力除去可疑病因,包括环境习惯、衣被穿戴、食物品种、服用药物、病灶感染等,但因其太复杂而难于找出并祛除,以致反复发病是治疗之难点所在。

本案患者辨证为风热郁于肌肤,因禀赋不足,腠理疏松,风邪内袭,积热于胃肠,导致腑气不通,内热不能泄,出现剧痒伴焦躁。慢性荨麻疹与受风有关,取风门、风市疏风解表祛邪以治标,曲池为手阳明经穴,得本经脉气所入,具有通调腑气、疏风解表、调和气血之效。放血疗法有祛邪解表、泄热解毒、祛瘀通络、调和气血的作用。根据中医"肺主皮毛"理论,鱼际穴为肺经荥穴,鱼际放血可清泄肺胃热邪,且阳明与厥阴互为开合,经气互通,故大鱼际放血可使热毒从上宣泄,可避免热毒下注厥阴经。委中穴在《针灸大成》称为血郄,意指膀胱经的湿热水气在此聚集,是足太阳膀胱经之合穴,足太阳经为少气多血之经,是刺血较为理想的穴位。委中穴可疏通太阳经气,泄脏腑之里热,点刺出血又能泄血分之热邪,清热利湿,活血止痒。拔罐疗法治疗荨麻疹,无副作用,而且疗效好,可减少复发率。大椎、神阙为督、任二脉的重要穴位,大椎有通阳泻热之功。脐下有丰富的血管和神经分布,故神阙穴神经敏感度极强,因此刺激神阙穴及周围组织,效应极其敏感,可通过神经反射激发调节人体功能,提高机体免疫力和抗病能力从而达到治病的目的。

引起瘾疹的原因很多,必须仔细寻觅可能的种种因素,给以相应的处理,如因某种食物者则立即停食该食物,因某种药物者则立即停用该药物等；须特别注意饮食物的选取，原则上饮食宜清淡，避免摄入已致敏的食品，忌食含特殊蛋白质的荤腥、辛辣之物和酒类，注意精神情志的调摄，情绪波动和剧烈活动均会诱发和加剧本病；平时要注意慎起居、避风寒，并保持大便通畅。本病患者若能注意调养，及早治疗，则治疗较易。

验案 2

黄某，女，39 岁，2022 年 10 月 28 日初诊。

主诉 全身皮肤起风团块伴发痒一周。

现病史 患者一周前食海鲜致全身皮肤起风团块、奇痒难忍，尤以两侧手肘、手背及大腿内侧、足踝部为甚。皮肤发痒时伴心烦、口渴，近日大便干燥。药物外涂后皮肤发痒可暂时缓解，之后症状时有反复，症见全身皮肤风疹成片，局部皮肤红肿，可见片状凸起疹块，皮疹周围有抓痕。纳欠佳，寐差，舌红、苔黄腻、脉弦细数。

诊断 中医诊断：瘾疹（湿热蕴结）；西医诊断：荨麻疹。

治则 疏风清热、祛湿止痒。

治疗 针刺曲池、风市、血海、足三里、肺俞、脾俞、膈俞、大椎、耳尖放血。

按 语

荨麻疹是一种比较常见的皮肤黏膜过敏性疾病，在接触过敏原的时候，会在身体不特定的部位出现一块块形状、大小不一的红色斑块，界缘清楚，大小、形态不一，可相互融合成片，往往伴发痒，如果没有停止接触就治疗，往往促使出疹发痒加剧。常见的过敏原有食物（鱼、虾等）、药物（抗生素、磺胺类等）、感染（病毒、细菌、真菌、寄生虫等）、动物及植物因素（昆虫叮咬、吸入花粉、羽毛、皮屑等)、物理因素(冷热、日光、摩擦和压力等)。发病时先突然感觉皮肤瘙痒,随即出现鲜红或瓷白色风团,也可侵犯胃肠道黏膜及喉头黏膜,引起腹痛、腹泻、呕吐、呼吸困难等症状。急性者数小时或数日内即可消退,慢性者反复发作,缠绵难治。疹消后不留痕迹。

荨麻疹是现代医学病名,属于中医学"瘾疹"的范畴。中医对其病因已有充分的认识,《证治要诀》中载:"瘾疹,非特分寒热……有人一生不可食鸡肉及獐鱼动风等物,才食则丹随发。"又《诸病源候论》载:"邪气客于肌肤,复逢风寒相折,则起风瘙瘾疹……白疹得天阴雨冷则剧出,风中亦剧,得晴暖则灭,着衣身暖亦也。"

本案患者禀赋不耐,过食鱼虾荤腥等物,导致肠胃不和,蕴湿生热,湿热郁于肌肤,不得透达,湿性黏滞,易于浸淫蔓延,故皮疹色红,成块成片。湿热内蕴,腑气不通,运化传导失调,则见便秘。舌红、苔黄腻、脉弦细数均为湿热内蕴、复感外邪之象。取曲池清泻湿热、调和肠胃;风市疏风解表祛邪;血海穴为脾经之穴,脾具有统血功能,根据古人"治风先治血,血行风自灭"的理论,取血海治之,且其与曲池相配有祛风止痒、凉血消疹之功;足三里为胃经合穴,具有理脾胃、生气血之功;肺俞通宣理肺,清热解毒;脾俞益气以助化源;血海配血会膈俞,既可补血润燥祛风,又能理血调营。大椎、耳尖放血清热泻火。针灸通过调节机体免疫功能、增强抗炎作用治疗瘾疹,效果显著,止痒作用迅速。荨麻疹是风、湿、热三因所致,诸穴配合使用具有清热解毒,散风祛瘀,通经活络,活血化瘀,疏通气血的作用,可达到治疗的目的。

五 疔疮

验案

夏某,女,54岁,2019年10月9日初诊。

主诉 颏部皮疹4天。

现病史 患者因连续数日与朋友聚会,食膏粱厚味、辛辣炙煿,于4天前承浆处忽起一粟米样脓头,轻微瘙痒,逐渐红肿热痛。刻下见患处鲜红、肿势高凸、触之坚硬、皮温高、剧痛,中央有脓头。伴轻微发热、烦躁口渴,便干溲赤,舌红苔薄黄腻,脉弦滑。

诊断 中医诊断:疔(热毒蕴结);西医诊断:疖。

治则 清热解毒。

治疗 针刺大椎、身柱、灵台、合谷、委中、阿是穴。用泻法,每日1次。在疔肿周围取阿是穴2~4个,用三棱针点刺放血1滴,每日1次。针刺后在疔肿局部加用灸法,痛者灸至不痛,不痛者灸至有痛感。每日1次。

治疗1次后,肿势缩小变软,疼痛减轻,低热消退。每治疗1次,疔疮肿势范围便缩小一分,顶部增高溃脓,根脚变软。治疗1周后脓栓随脓外出,肿消痛止。

按 语

疔疮的发病急促,如果处理不当,或妄加挤压,或过早切开,很容易发生走黄,呈现心烦神愦,手足发冷,或六脉暴绝,神昏抽搐等症状而死亡,不难看出疔疮的病程快,预后也是十分凶险的。

　　本证病邪多为阳邪,阳邪受体内阳气所驱,被逐至人体之阳部,故治疗多用阳经。本组穴位处方以督脉经穴为主,大椎穴能泄清阳之邪热。灵台、身柱为治疗疔疮经验穴,合谷为手阳明经穴,刺之可泄阳明大毒,用于局部疔疮尤为适宜。委中刺血以泻血中热毒。诸穴合用,共解毒热,消炎止痛。

　　本证的火热邪毒往往壅塞于患部及有关经络中,针刺放血则可将邪毒逐出体外,从而帮助正气战胜病邪,要注意脓成方可针刺。《针灸集成》云:"脓后则针破出脓,未脓前灸骑竹马穴各七壮。"因为"脓成",即邪毒已被正气驱逐至患部,受到包围,化作脓液,并将通过溃破被排出,此时刺破排脓,则可助正气一臂之力,逐邪外出。操作中出血宜多,排毒务尽,以免遗留余毒,导致无穷后患。而脓未成熟时,则只有部分邪毒被驱逐到患部,其他邪气尚留滞或潜伏在人体其他各处,此时刺破患部皮肤,放血排出的仅是在患部表面之邪,在其他部位或患部深处的邪毒并未被排出;而皮肤一旦被刺破,皮肤的修复机制立即被启动,发生层的上皮细胞立即分化繁殖,封闭疮口,以防外邪入侵,伤口的封闭使内毒无法外,转而攻内,侵犯脏腑;过早刺破疮头,还破坏了机体建立的炎症防御体系,使病情恶化,甚至引起"走黄",危及生命,故脓未成熟时不宜针之。患部疮头不能过早刺破,但疮旁及其血脉则可施予针刺,这样虽然泄去邪毒,却不会影响疮头部的免疫功能,也不会封闭疮口,留邪体内,例如《外科理例》记载,治本证当"针疮四旁,皆令血出",即为例。

　　放血后当用灸法《外科理例》载,治疗本证须"急针出恶血,便明灸数壮";《针灸逢源》认为,本证"毒气内攻,走黄不住,疮必塌陷,按经寻之,有一芒刺直竖,乃是疔苗,急用针刺出恶血,即在刺处用艾灸三壮,以宣余毒"。可见放血后用灸法,可"宣余毒",以防"闭门留邪"之弊端。

六　扁平疣

验案

徐某,女,41岁,2019年3月28日初诊。

主诉　面部及手背赘生物1年余。

现病史　患者面部及手背有米粒及绿豆样大的扁平丘疹1年余,皮损表面光滑,散在分布,部分簇集如串珠状,轻微瘙痒。纳可,二便调,口干,舌质红,苔薄白,脉浮数。

诊断　中医诊断:扁瘊(风热蕴结);西医诊断:扁平疣。

治则　疏风清热,解毒散结。

治疗　针灸:中渚、丘墟、足三里、三阴交、合谷、曲池、内庭、内关、太冲、阿是穴。针用泻法,每日1次。中药内服外擦:制香附10g,木贼草15g,马齿苋5g,败酱草15g,薏苡仁20g,红花10g,丹参10g,板蓝根15g。1日1剂。药渣擦洗皮损处。

2019年4月7日二诊。治疗10天后,疣体逐渐先变红,后缩小、消失,唯有手背最初疣体仍发红,无缩小,遂行火针治疗。

选用直径0.8mm的中粗火针,皮损及周围皮肤先用2%碘酒消毒,然后用75%乙醇棉球脱碘,以防感染。嘱患者取仰卧位,戴护眼罩或以无菌单铺盖于治疗部位上,暴露疣体。医者左手持酒精灯(灯内酒精不可过满,以免快速移灯时酒精溢出)移近针刺部位,右手以握笔式姿态持针将针尖、针体伸入外焰上,把针尖、针体前段烧至发白。然后将针尖快速刺入疣体中央,达到疣体根部。

先刺较大的(2～4 mm),每次刺2～3针,小于2 mm只刺1针。针后不做任何处理。

火针治疗后,创面结痂,痂掉后疣体颜色变浅,20天后,疣体全部消失,颜色逐渐接近正常,2个月后完全治愈。

按 语

扁平疣,中医称之为"千日疮""扁瘊"。清代《洞天奥旨》说:"千日疮生于人足上,一名疣疮,一名瘊子,一名悔气疮。状如鱼鳞排集,层叠不已,不痛不痒,生千日自落,故又以千日疮名之。"其病因多由风热毒邪,乘机袭入,搏结于肌肤,伤及气血,腠理失和,发为皮部,其因主为火毒。若病程日久,毒邪进一步耗伤正气,则肝郁气血凝滞,形成肝瘀痰凝之证,毒邪更加顽固难除。治疗以疏风清热、疏肝解郁、疏通经络、运行气血为原则。扁平疣好发于颜面、手背,为少阳、阳明经循行之分野,故取中渚、丘墟以疏少阳气机,散三焦之郁火;取曲池、内庭以泻阳明之风热,调肌肤之气血;取为关、太冲以疏肝理气,调理气血;取局部阿是穴,通络散结,祛邪消疣。配合谷、足三里、三阴交可培补气血、扶正祛邪。

火针疗法是传统针灸法中的一种,《针灸聚英》中载"火针打开其孔,不塞其门",火针借助火力,灼烙病处,可通过针体将灼热导入人体,激发经气,鼓舞气血运行、温壮脏腑阳气,通经活络,扶固正气,有利于邪气排出体外。现代医学证明,火针点刺治疗扁平疣是基于热效应改变微循环的基础理论,热力可通过人体皮肤神经的调节作用,促使皮损区域微循环加快,加强炎症和代谢产物的吸收消融,抑制介质的合成和释放,增强机体免疫力,从而达到抗病毒、消炎之功效。同时,火针针体的高温热效应可对HPV5起到直接灭杀作用,其中轻微的烫伤亦可使疣体产生脱落。而火针烧灼的局部炎症反应,又可提高巨噬细胞的数量和吞噬功能,强化了机体免疫力。现代病理学研究成果证实,扁平疣的主要病理变化仅局限于表皮层,真皮内无特异性改变,且有些扁平疣的基底层内含有大量的黑色素。光热作用瞬时爆破了疣体,直接杀伤了HPV

并活化了局部免疫反应。虽然古人有"面部忌火针"之说，但现实中众多的针灸火针美容疗法普遍应用于祛斑、祛痣，只要掌握了正确的操作要领，不会出现永久性瘢痕。因而在面部禁用火针不是绝对的，面部的扁平疣火针刺法只要胆大心细，尽可操作。

中药内服外洗具有清热解毒和调理气血之功，方中木贼草、马齿苋、败酱草、板蓝根、薏苡仁为解毒消疣之要药，香附、红花、丹参调理气血，诸方配合使用有利于较快治愈皮损。

七　神经性皮炎

验案

王某,女,67岁,2021年8月12日初诊。

主诉　颈项部皮肤增厚、反复瘙痒3年余,加重3月。

现病史　患者3年前因家庭变故后一直郁郁寡欢,颈项部皮肤逐渐形成多个斑块状丘疹凸起,皮损区约1.5 cm×2 cm,边缘清楚,皮损区皮肤粗糙隆起,暗红色呈苔藓样改变,伴剧烈瘙痒,呈阵发性,伴有色素增加、鳞屑抓痕。曾予以糠酸莫米松乳膏等涂擦,初起止痒效果较好,丘疹有所减轻,停药后症状复发。曾中药调理治疗半年余,症状仍时断时续、反复发作。近3个月来,患者因与家人频繁发生争执,症状进一步加重。刻下症见睡眠欠佳,大便不成形,口苦,舌质淡,边有齿印,苔薄白,脉弦细。

诊断　中医诊断:牛皮癣(肝郁脾虚);西医诊断:神经性皮炎。

治则　疏肝解郁,疏风止痒。

治疗　阿是穴常规消毒后,先用皮肤针沿皮损区边缘,旋转式向皮损区中心处叩刺,每次2~3遍,叩刺至皮损区微出血为度,后用艾条灸叩刺部位。艾灸时,应掌握不痒时灸至痒,再灸至不痒;痒时,灸至不痒为度。配合针刺风门、肝俞、膈俞、委中、曲池、三阴交、太冲,留针1小时。每日治疗1次,7次为1个疗程。

第1个疗程治疗后,瘙痒略减,未起新的丘疹。经第2个疗程,瘙痒明显减轻,苔藓样改变之皮损区缩小,散在丘疹亦减少。第3个疗程,改为隔日治疗一次,痒感消失,80%以上的皮疹消退,消退的丘疹有暂时性色素沉着。随诊半年未复发。

按 语

神经性皮炎又称慢性单纯性苔藓,是以阵发性剧痒和皮肤苔藓样变为特征的慢性炎症性皮肤病,在疾病的早期,大多数为圆形或多边形丘疹,逐渐融合成斑块,搔抓摩擦后皮损逐渐增粗肥厚,最后形成苔藓样变,伴有阵发性剧烈瘙痒。

中医将本病称为"牛皮癣""摄领疮"或"顽癣"等,认为本病多由内、外因素联合致病。初起多为风湿热之邪蕴阻肌肤或衣物摩擦诱发致病;内因多为精神过度紧张、焦虑忧郁,心神失守,心火偏盛,经络失疏,以致气血运行失职,凝滞肌肤所致;或情志不遂,肝失疏泄,气郁化火,肝火郁滞,气血失和,导致皮肤干燥枯槁、阵发性剧痒;病久失治误治,阴液耗伤,营血亏虚,血虚生风化燥,肌肤失去濡养,以致皮肤粗糙肥厚,状如枯木。

现代医学还未完全明确其病因及发病机制,一般认为其病因多与神经精神因素和外界刺激有密切关系。临床上分为局限性和播散性两种。局限性好发于颈后、颈侧、骶部及四肢伸侧等处;播散性好发于四肢、躯干、面部等处,常对称分布。

痒是由于风邪存在于血脉之中所致。故有"治风先治血,血行风自灭"之说。而神经性皮炎的皮损之所以形成必有血络不通、瘀血阻塞经络脉道。使用梅花针可祛其瘀血,泄其表邪,血脉通畅,迫使风邪无处停留。同时热毒之邪可随血外出而泄,使气血调和,并可旺盛其局部血液循环功能,促进其新陈代谢作用,故而痒自止。风门及曲池结合使用,以达到养血祛风的作用。本案患者因肝失疏泄,气郁化火,肝火郁滞,气血失和,故取肝俞、太冲解其肝郁,减少诱因对疾病发展的影响。患者郁郁寡欢,心神失守,心火偏盛,三阴交为肝、脾、肾三条阴经交汇处,能调补气血,配合曲池、委中泄心中热。神经性皮炎属于火盛郁闭于体内,治疗应当发散火邪。本案采用重灸法,体现了因势利导、火郁发之理论,给邪气以出路,达到解郁散热,平衡阴阳之功效,可以起到祛邪透毒外出的作用。

八 丹毒

验案 1

王某,男,45 岁,2020 年 10 月 9 日初诊。

主诉 左下肢红肿热痛 2 天。

现病史 患者十一假期于渔村游玩,曾赤足入淤泥中,于 2 日前左下肢突发红色斑片,逐渐加重。刻下见患侧皮肤色如红丹脂染,灼热肿胀,边界清楚,皮肤张紧发亮,可见水疱,左侧腹股沟淋巴结肿大。有脚癣史。伴低热,口渴,胃纳不香;舌红,苔黄腻,脉滑数。

诊断 中医诊断:丹毒(湿热毒蕴);西医诊断:丹毒。

治则 清热利湿,化瘀通络。

治疗 刺络拔罐:将皮肤红肿明显处和针具常规消毒,根据患处皮肤厚薄用梅花针适度叩击,频率为 70~90 次/min 直至出血,尽量选取表面毛细血管较多部位以利于淤滞的血液排出。再根据叩刺面积大小,选用不同型号火罐,拔出部分淋巴液和血液,时间 2~3 min。起罐后重新消毒皮肤。每日 1 次。金黄膏外敷,每日换药 1 次。中药:生地 15 g,赤芍 15 g,丹参 15 g,关黄柏 15 g,米仁 15 g,苍术 9 g,牛膝 9 g,土茯苓 15 g,蒲公英 30 g,金银花 9 g,车前草 15 g,生甘草 9 g。水煎服,分早晚 2 次温服。

嘱卧床休息,抬高下肢;足癣处消毒后外用抗真菌药膏。

2020 年 10 月 13 日二诊。经治疗后,患者的体温逐渐下降,接近正常值,红肿现象有明显的减轻,局部皮肤温度偏高,附近淋巴结压痛减轻。口渴改善,食欲渐开。舌质红苔腻,脉滑。上方加茯苓15g,绵萆薢15g。

坚持治疗2周后,皮肤红肿消退,舌质红苔白,脉数,病情基本痊愈,嘱患者清淡饮食,注意休息,足癣复发时及时治疗。

按　语

丹毒一病的记载最早见于《黄帝内经》,《素问·至真要大论篇》和《素问·本病论篇》两篇分别有丹胗、丹㗱疮疡以及丹的论述。《疡医大全·流火门主论》一篇专论下肢丹毒,此后"流火"一词专指下肢丹毒,沿用至今。

丹毒属于一种由溶血性链球菌引起的皮肤毛细淋巴管的炎症问题,容易复发。在古代中医外治法中,尤为推崇应用砭镰法对本病进行治疗。此法首见于《肘后备急方》,至明代开始对砭镰法更为重视,甚至认为丹毒治疗数法中砭镰法最为有效。张景岳认为如果丹毒患者不及时使用砭镰法刺穴放出恶血,则易毒气内攻而身死不救。现代研究证明,使用梅花针将毛细淋巴管和毛细血管刺破,并使用火罐将淋巴液与血液排出体外,使得抗菌淋巴液及血液有效地流入负压区,使得局部的新陈代谢速度加快,保证这部分的细菌被消灭,从而促进疾病的恢复。

最早的中医典籍中对丹毒病的治疗基本上都为外治法,至明代陈实功在《外科正宗》中首次提出了经典外用药物如意金黄散治疗丹毒,此方具有清热、解毒、消肿、定痛之功,一直沿用至今。

丹毒以局部红肿疼痛为主要临床表现,总属血热火毒为患,热入血分应以凉血清热解毒为法治疗,又丹毒发于下肢,《疡科心得集》中言外科疾病发于下部多属于湿火湿热,因此,结合临床经验,我们认为下肢丹毒以湿热瘀阻为主要病机,治疗重在凉血清热解毒,佐以利湿化瘀。此中药方是四妙丸、犀角地黄汤、四妙勇安汤合方加减而来。生地黄为君,清热凉血、养阴生津;赤芍、丹参凉血活血、散瘀止痛,共为臣药;金银花性味甘寒,芳香透散而助消散痈肿,为治一切阳证痈疮肿毒之要药;蒲公英甘寒清热解毒而又不伤胃气,又可利湿散结,《本草正义》称其"治一切疔疮、痈疡、红肿热毒诸证"。诸药合用既清热凉血解毒,又化瘀消肿。关黄柏清热燥湿、泻火解毒;米仁利水渗湿,解毒散结,可去湿热而利筋络;苍术辛苦,温,功专燥湿;牛膝一者引药下行直达病所,二者逐瘀通经又可利水,此四味即四妙丸之义,以除下焦湿热。土茯苓解毒除湿;车前草清热利水共为佐药;再加生甘草清热解毒又能调和诸药为使。本方具有清热凉血、解毒散结、化瘀止痛等作用,可以明显改善症状。然湿性黏腻、缠绵,难以骤去,二诊加茯苓、草薢以增强利湿退肿之功。

发作期抬高患肢及局部热敷也能有效地促进血液循环,加快丹毒的恢复。在治疗上,调节气血,促使淋巴液回流无阻是防止丹毒反复发作的根本办法。

验案 2

刘某,男,43 岁,2021 年 5 月 24 日初诊。

主诉 左下肢红肿热痛半月,加重 3 天。

现病史 半月前左下肢无诱因下突发肿胀,色淡红,轻微疼痛,自行口服抗生素无明显改善,肿胀逐渐加重,3 天前患侧下肢肿胀疼痛加重,局部皮肤紧张,按之有凹陷;皮温轻微增高,触之坚韧、粗糙,橘皮样改变,自觉肢体沉重、酸胀明显;患者自述于 2 年前有丹毒史;乏力,纳差,舌体胖有齿痕,舌苔滑腻,脉弦滑。

诊断 中医诊断:丹毒(脾虚湿阻)、大脚风;西医诊断:下肢丹毒继发性淋巴水肿。

治则 疏经通络,利水消肿。

治疗 针灸:选取患肢足三阳、三阴经中最严重的三条经脉,确定循行路线上皮肤硬度和肿胀程度最严重的部位,向近心端呈

15°斜刺,进针深度2寸,行泻法操作,留针20分钟后出针。每周3次。中药:生地30g,赤芍30g,垂盆草30g,黄芪30g,白术30g,薏苡仁30g,茯苓皮30g,冬瓜皮30g,甘草9g。水煎服,分早晚2次温服。

2021年5月27日二诊。患者下肢水肿明显减轻,色红减淡,少许胀痛,晨轻夜重,舌体胖有齿痕,苔白腻,脉滑。治疗后2周,患肢水肿消退,基本达正常大小,皮肤弹性恢复。

按 语

丹毒是因乙型溶血性链球菌侵犯皮内网状淋巴管所致的炎症,复发率较高,反复发作易继发肢体淋巴水肿。中医学认为下肢丹毒反复发作会导致肢体经络损伤,阻碍气血运行,影响津液循环,致使湿、瘀阻滞局部脉络,又因病积久延至虚,损伤部位肌肤失于精微濡养,机体防御功能下降。津液不能正常循环运行,渗出脉外,积于肌肤腠理发为水肿,正如《金匮要略》曾言"血不利则为水"。故本病具有湿、瘀、虚的特点。治则治法应以疏通经络,利水消肿为主。

下肢丹毒继发性淋巴水肿与足三阳经、足三阴经密切相关。《灵枢·经脉》记载:"胃足阳明之脉,是主血所生病者……膝膑肿痛,循千外廉、足跗上皆痛。""脾足太阴之脉,是主脾所生病者……强立股膝内肿厥。""膀胱足太阳之脉,是主筋所生病者……腘如结,踹如裂,是为踝厥。""肾足少阴之脉,是主肾所生病者……脊股内后廉痛,痿厥嗜卧。""胆足少阳之脉,是主骨所生病者……脾外廉痛,鱼股痛,膝外廉痛。""肝足厥阴之脉,是肝所生病者。"根据古代经典中对足三阴三阳经的阐述,可知足三阴、三阳经和下肢丹毒继发性淋巴水肿关系密切。"经络所过,主治所及""宁失其穴,勿失其经",选择小腿最肿胀部位处循行的经脉进行针刺,可以刺激患处气血津液的循环流动,促进患处湿浊、瘀血等病理产物的排除和吸收。

综合舌脉和全身症状辨证为脾虚湿阻证,为邪盛而正虚之候,因此，祛邪的同时也要扶正，一方面用生地、垂盆草、赤芍等清热祛邪，另一方面用黄芪、白术、薏苡仁诸药健脾，配合冬瓜皮、茯苓皮等利水消肿，辨证精确，处方精当，故患者恢复较快。

九 腱鞘囊肿

验案 1

李某,女,39 岁,2019 年 8 月 7 日初诊。

主诉 左手腕背侧圆形肿物 1 年余,近 1 月增大。

现病史 左手腕背侧无诱因下现一圆形肿物,因患者未感不适即未予以治疗,于月前突然觉肿物增大,且感酸痛,受压时疼痛,活动受限,经西医诊断为"单房性腱鞘囊肿",遂用穿刺抽吸之法,肿物即时消失,但数日后肿物复发如前,且增长速度加快,酸胀疼痛明显加重,活动仍受限。无明显全身不适症状,舌淡红苔薄白,脉沉。

诊断 中医诊断:筋瘤(血瘀痰凝);西医诊断:单房性腱鞘囊肿。

治则 活血化瘀,软坚散结。

治疗 患者取坐位,患肢外展伸腕,常规消毒皮肤、铺无菌洞巾,用 10 mL 注射器抽取 1% 利多卡因行局部浸润麻醉。用一次性汉章 4 号针刀 90°垂直刺入囊肿中央部,刀刃线及伸指伸腕肌腱的走行方向一致,针刀刺透皮肤达囊肿壁,将囊壁刺破时有落空感,继续缓慢进针刀,直至刀下有阻塞感,在 0.5 cm 范围内横竖剥 2~3 刀,或左右斜方向切割 2~3 次,破坏囊肿的囊壁,稍上提针刀,按"十"字形方向将囊壁四周刺破后退出针刀,对治疗点周围以拇指指腹挤压囊肿,挤出其中囊内透明胶状黏液至疏松组织,使用碘伏棉球擦净,无菌纱布覆盖针刺处,绷带加压包扎。

2019年8月10日二诊。小针刀治疗后3天,拆除绷带,肿物已消失,按压未触及肿物。

按 语

本病多因过度劳累所致,外伤筋脉,气血运行不畅,致寒痰凝聚。治疗采用针刺法和重按压法均能起到通经利脉,宣畅气机,消肿散结,活血化瘀之效。临床上治疗此病的方法很多,诸如外科手术切除,空针穿刺吸液,外敷中药及其他理疗等,此类方法均未有效达到根除之目的,极易复发,而采用针刺法和按压法,遵中医学疏导经络,消瘀散结之则治疗,方法简便易行,无须很多医疗器械,且病人痛苦小,能随时就诊,复发率极低,无任何副作用,病人易于接受。

验案2

张某,女,30岁,2022年4月11日初诊。

主诉 右手腕关节圆形肿物1年。

现病史 患者为服装厂女工,长期工作用力,1年前右手腕关节突出圆形肿物,囊肿大小2 cm×3 cm,无压痛,未感明显不适,活动受限。疲劳乏力,纳一般,夜寐尚可,二便调,舌淡红苔薄,脉细。

诊断 中医诊断:筋瘤(血瘀痰凝);西医诊断:单房性腱鞘囊肿。

治则 活血化瘀,软坚散结。

治疗 用碘伏消毒患部及周围皮肤,再使用75%乙醇脱碘。将粗火针烧红,迅速刺入患部后拔出,深度以刺破囊肿为宜,在囊肿上散在选取3~5点刺入,用力挤出囊内液体,囊液呈透明样,最后加压包扎一周,囊肿消失,随访半年未再发。

按 语

腱鞘囊肿属于中医"筋结""筋瘤"等疾病的范畴,其红不肿,临床辨证为阴寒之邪导致筋脉不和。用火针刺破囊壁,使囊内液体流出,症状即可改善。加压包扎可使囊壁粘连、囊腔闭合而痊愈。运用火针疗法可利用火针的热性,温经散寒、活血化瘀、软坚散结,加速局部气血运行,改善微循环,使疾病不易复发。

十 痄腮

验案 1

徐某,男,8 岁,2019 年 4 月 18 日初诊。

主诉 左侧腮腺肿大 2 天。

现病史 患儿于游乐园游玩后发热畏寒,测体温 37.8 ℃,头痛,次日腮部左侧肿大疼痛,边缘不清,有触痛感。伴咀嚼障碍,咽红;舌苔薄白,脉浮数。

诊断 中医诊断:痄腮(温毒在表);西医诊断:流行性腮腺炎。

治则 疏风清热,散结消肿。

治疗 取主穴翳风、颊车、合谷、听会,配穴列缺、丰隆、解溪,用泻法,不留针,每日 1 次。

治疗 1 次后,体温下降至 37.2 ℃,守法继进,连续治疗 5 天,热退肿消。

按 语

流行性腮腺炎,中医称为"炸腮""蛤蟆瘟""髭发""发颐"等。本病一年四季均可发生,冬春两季为发病高峰,且以儿童罹患为多,常并发睾丸炎,亦偶有并发脑膜炎或卵巢炎者。流行性腮腺炎属急性热病之一,按八纲辨证当属阳证、表证、实证、热证。根据《内经》"虚则实之,满则泻之,宛陈则除之"的治疗原则,每多采用泻法,即快速进针,得气后摇大针孔,快速出针不留针,或短时间留针,或穴位局部点刺出血,以达到疏风清热,消肿散结,祛除温邪的目的。临床一般都采用循经取穴,即取手太阳及阳明经腧穴为主,结合局部邻近取穴,佐以配穴随症加减,以用颊车、翳风、合谷、少商等穴为多。发热者加大椎、曲池;腮部疼痛甚者加外关,恶心呕吐重加内关;并发睾丸炎、卵巢炎者加曲泉、太冲、三阴交、大敦;合并脑膜炎者在药物治疗的同时可结合针刺风府、百会、合谷、太冲、大椎等穴。

验案 2

郑某,男,12 岁,2020 年 3 月 23 日初诊。

主诉 双侧腮腺肿大 4 天。

现病史 4 天前无诱因出现双侧腮腺肿大,双侧腮腺肿面积约为 4 cm×5 cm,局部皮肤张紧发亮,触痛,腮腺管口红肿,挤压无脓液排出。伴发热,查体温 38.9 ℃,头痛、烦躁、口渴喜饮,咀嚼困难,咽红肿痛。舌红赤苔黄干,脉滑数。

诊断 中医诊断:痄腮(热毒蕴结);西医诊断:流行性腮腺炎。

治则 清热解毒,消肿止痛。

治疗 针双侧厉兑穴,灸双侧角孙穴。穴位皮肤常规消毒,用一寸针灸针入穴位 0.2 寸深,针尖向上斜刺,采用凉泻法,捻转提插三分钟,疾出之,不闭针孔。再用草纸卷成烟卷样点燃,对准患侧角孙穴迅速灼灸 3 次。

五小时后体温下降至 37.9 ℃,次日守上法施治一次,热退肿消。

按 语

痄腮是一种滤过性腮腺炎病毒引起的具有传染性的流行性腮腺炎。人们普遍易感,但少年儿童却因抵抗力低而常被侵犯而发病。一般以腮腺肿大为主要表现,单侧或双侧先后肿大,颌下腺也常受累。常见并发症有性腺(睾丸或卵巢)炎、腮腺炎脑炎或脑膜炎。《医宗金鉴》中讲:痄腮,胃热是其端,初起掀痛热复寒,高肿焮红,风与热,平肿色淡热湿原。无论左右,总发端于阳明胃经也。角孙为手少阳三焦经穴,又为手足少阳手阳明之会穴,可治面肿;厉兑为足阳明胃经之井穴,主治面肿,二穴所在经络的循行皆与腮腺或颌下腺的位置有密切的关系。因此,取二穴配合精当,一针一灸,能清热化毒,消肿止痛。

十一 乳痈

验案

张某,女,33岁,2020年9月26日。

主诉 双侧乳房红肿热痛2天。

现病史 患者产后2个月,哺乳期间过度疲劳、持续焦虑,2天前两侧乳房突然出现肿胀疼痛,乳汁郁积结块,伴有体温升高。在家中进行热敷、按摩等治疗,效果不佳。刻下见双侧乳房局部皮肤鲜红、肿胀,皮温烫手,恶寒发热,周身酸楚,胃纳可,口渴便秘,小便黄,睡眠断续,心烦。舌红苔薄黄,脉弦数。

诊断 中医诊断:乳痈(气滞热壅);西医诊断:急性乳腺炎。

治则 疏肝理气、活血化瘀、疏通乳腺。

治疗 针灸:针刺乳根、肩井、膺窗、期门、曲池、足三里。得气酸胀感明显后行泻法,每日1次。中药外敷:乳房红肿局部外敷金黄散,24小时更换1次。按摩:瘀滞期行乳房局部手法按摩。具体操作方法:治疗前可先用毛巾温敷,使乳管舒张,温度在40~45℃为宜。嘱患者坐位,面对患者而立,先观察乳头是否畸形,查看出乳是否通畅,然后轻提拉乳头,使乳管通畅,再拇指与食指相合,反复向深处按压刺激乳晕部,引起排乳反射,将乳晕部积乳排出,后涂上少量润滑介质后,用五指指腹从乳房根部向乳头方向揉推按摩,力度应由轻渐重,由浅层腺体逐步过渡到深层,充分把淤积的乳汁沿着乳管方向排到乳晕处,再次按压乳晕处使乳汁排出,至患乳松软为度。手法按摩治疗时间不宜过长,一般为10～15分钟为宜,避免人为外力损伤皮下组织及导管。每日1次。

2020年9月28日二诊。体温降至正常,乳房红肿疼痛减轻,结块变小,乳汁分泌通畅度改善。

治疗2周后,乳房红肿疼痛完全消失,结块散开,体温正常,乳汁分泌量恢复正常,嘱患者保持心情开朗,注意乳房清洁卫生,加强营养,适当休息。

按 语

中医认为足阳明胃经经过乳房,足厥阴肝经至乳下,多因过食厚味,胃经积热;或忧思恼怒,肝经郁火,或乳头皮肤皲裂,外邪火毒侵入乳房等,导致乳房脉络不通,排乳不畅,郁热火毒与积乳互凝,从而结肿成痈。足阳明胃经巡行乳房,取穴乳根、膺窗、足三里,以治乳痈;曲池为手阳明大肠经合穴,有退热及祛风解表之用,以退乳痈热象;期门为肝之募穴,以疏肝解郁;肩井为治疗乳痈的经验穴,系手足少阳、足阳明、阳维脉交会穴,所交会之静脉均行胸、乳,故用之可调通诸经之气,使少阳通则郁火散,阳明清则肿痛消,从而收"乳痈刺肩井而极效"之功。

金黄散最早见于《外科正宗》,由郁金、甘草、大黄、黄芩、黄连、黄柏、冰片调麻油组成,将中药研磨调和后涂抹于纱布上,外用于病变局部(纱布范围应大于患处),可通过吸收直达病所,达到清热消肿,箍围止痛之效。乳汁郁积时,及时运用手法按摩,可快速排出宿乳,使郁热随乳汁泻出,以免乳汁久郁,细菌感染而成脓,同时改善患乳局部淋巴及血液循环,调节脏腑气血,使乳汁运行化生有序。

十二 乳癖

验案 1

刘某,女,28 岁,2016 年 4 月 9 日初诊。

主诉 经前乳房胀痛半年。

现病史 患者未婚育,半年来每逢经前一周,双侧乳房胀痛,月经来当天即疼痛缓解,下月复作。末次月经 2016 年 2 月 27 日,触诊双侧乳房外上象限区质韧,有条索状、斑块状腺体增厚,未触及明显结节。B 超检查显示双侧乳房乳腺增生。多思善虑,入睡困难,梦多易醒,胁下作胀,体瘦,胃纳一般,便干,痛经,月经色暗,舌红苔薄,脉弦数。

诊断 中医诊断:乳癖(肝郁气滞);西医诊断:乳腺增生。

治则 疏肝解郁,行气止痛。

治疗 针灸足三里、太冲、间使、章门、风池、肝俞。平补平泻,留针 30 min。起针后患者诉疼痛减轻。中药:用逍遥散加减。处方:柴胡 9 g,白芍 12 g,香附 9 g,青皮 9 g,泽泻 9 g,枳实 9 g,党参 12 g,炒白术 9 g,茯苓 9 g,炙甘草 6 g,延胡索 12 g。

2016 年 4 月 23 日二诊。经针灸治疗一周后,月经至,痛经缓解,月经结束后复诊。上方加三阴交。

坚持治疗 3 月后,患者乳房胀痛明显减轻,乳房触诊柔软,胁下作胀与痛经缓解,睡眠改善。

按 语

乳腺增生病属中医学"乳癖"范畴，以乳房疼痛、乳内肿块为主症，可随行经、情志变化而消长，《外科正宗》载："乳癖乃乳中结核，形如丸卵，或重坠作痛，或不痛，皮色不变，其核随喜怒而消长。"并且"多由思虑伤脾、恼怒伤肝、郁结而成"。其首发因素为肝失疏泄，肝郁气滞，气滞血瘀，或横逆犯脾胃或思虑劳倦伤脾，思则气结，脾运失健，痰湿内蕴。其治疗宜以疏肝解郁、活血化瘀、理气化痰、软坚散结为原则。

针灸是中医常用的治疗方式之一，可以有效调节患者的体内机制，调和气血，消炎止痛。足三里是足阳明胃经合穴，也是胃下合穴，胃经循行经过乳腺，刺激足三里穴可以活血化瘀、通利乳腺；太冲为肝经输穴，与乳腺和生殖系统有着密切关系，刺激太冲穴可以疏通气血，改善患者的乳房硬块现象；刺激间使穴位可以缓解肝郁气滞的症状；章门位于足厥阴肝经，为脏之会，刺激章门穴可以有效调节气血；风池穴位于足少阳胆经，可以调节胆、肝的功能，改善气滞和血瘀症状。肝俞穴是治疗乳腺增生的常用穴位之一，刺激肝俞穴可以缓解情绪压力、肝气郁结等症状，对治疗肝郁气滞型乳腺增生非常有效。在针药结合的治疗模式下，用逍遥散加减协同，加强疏肝健脾的疗效，治疗效果明显。

验案2

林女士，39岁，2018年7月25日初诊。

主诉 双侧乳房胀痛一年，右侧触及肿块一月。

现病史 患者自觉双侧乳房胀痛一年余，经前加重，经后缓解，未治疗，近一月触及右侧乳房有明显肿块，前来就诊。刻下见双侧乳房外观正常，无乳头溢液，右乳外上象限可触及卵圆形肿物,质韧,活动度好,有压痛。经前疼痛加重,痛连腋下及后背。伴头晕乏力,经来腰膝酸胀,量少色淡,便干,舌淡苔薄,脉沉细。

诊断 中医诊断:乳癖(冲任失调);西医诊断:乳腺增生。

治则 调和冲任,活血化瘀。

治疗 针灸:针刺足三里、太冲、气海、照海、冲阳、三阴交、膻中。平补平泻,留针30分钟,隔日1次。小针刀:取督脉及胸椎棘突旁开1.5寸处,左右均取,让患者俯卧在治疗床上,寻找压痛点,用龙胆紫做好标记,逐点常规消毒。术者戴无菌手套,利多卡因逐点注射1mL,用4号小针刀,刀口线与进针部位的组织纤维方向平行,垂直于皮肤进入,至肌筋膜层、肌层,遇到阻力或条索时分别行切、割、剥离至无阻力感,出针按压至无出血。敷创可贴,1周1次,3~5次为1疗程。行小针刀操作时需避开月经期。中药:仙茅10g,当归10g,知母10g,淫羊藿10g,黄柏10g,巴戟天15g,菟丝子15g,王不留行15g,白芍10g,柴胡10g,荔枝核15g。1日1剂。

一周后复诊,乳房疼痛大减,肩背牵拉感消失,针刺加肩井穴、天宗穴。

患者治疗3个月后,乳房胀痛消失,触诊硬块、结节明显减小。

按 语

宋《圣济总录》有"妇人以冲任为本,若失之将理,冲任不和,阳明经热,或为风邪所害,则气壅不散,结聚乳间,或硬或肿,疼痛有核"的论述,提出了冲任不和为乳病产生的病机之一,冲任二脉隶属于肝肾,以肾为本,间接强调了肝肾在乳病中的重要性。余景和《外科医案汇编·乳胁腋肋部》中云:"乳中结核,虽云肝病,其本在肾。"强调了肝肾在本病治疗中的地位。

足三里穴是治疗乳腺增生的常用穴位之一,可改善乳腺的血液循环,减轻疼痛;太冲穴为肝经之原穴,足厥阴所注为"输",针刺太冲穴有助于调节内分泌,改善乳腺的代谢功能,缓解乳房胀痛等症状;气海穴是任脉气之海,针刺能调节体内气血,增强机体的免疫力，对乳腺增生患者的乳房胀痛、乳腺纤维囊性增生等病症均有良好的疗效；照海穴是治疗乳腺增生的主要穴位之一，刺激照海穴能增强免疫功能，改善乳腺的代谢功能；针刺冲阳穴能够促进体内阳气的运行，调节内分泌，调节情绪，减轻疼痛和胀痛等症状。三阴交穴能够调节体内激素水平，增强免疫功能，改善乳腺增生患者的乳房胀痛等症状。膻中穴为心包之募穴，八会穴之"气会"，针刺膻中穴能够改善体内的气血运行，调节内分泌，缓解乳房胀痛和结节等症状。

用小针刀在经络走向阳性反应点，轻松松解、剥离、疏通，使经气顿通，凝滞畅流，解决了毫针不能及的阻滞现象。从现代医学研究观点分析，其治疗机理与调节内分泌激素失调有关。通过调整紊乱的下丘脑-垂体-卵巢轴内分泌功能，降低乳腺组织对雌激素的敏感性，从而抑制增生细胞的复制，减慢细胞增生速度，以使增生的乳腺组织恢复正常。

中药采用二仙汤加味，化瘀活络，调理冲任，可单独使用或配合针灸处理。治疗期间饮食上要清淡，多吃富含维生素、纤维素的食物，忌酒和辛辣刺激性食品。

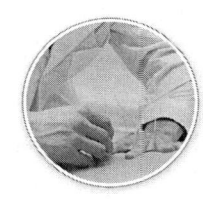

第四章 妇科病证

一 月经不调

验案 1

孙某,女,42岁,2011年3月12日初诊。

主诉 月经稀发3年,停经3月余。

现病史 患者自诉三年前胃癌术后月经稀发,常2～3月一次,有时间隔3～5月才一次。3年来患者断断续续就诊,曾服用"黄体酮胶囊",服用时月经正常,停药后2～3月,月经仍旧延迟,自行服用过几次益母草膏,效果不显。自觉少腹空松,时有头晕,刻下面色萎黄,舌淡红,少苔,脉虚细。

诊断 中医诊断:经行后期(血虚型);西医诊断:月经不调。

治则 益气养血。

治疗 针刺关元、气海、三阴交、百会。气海用毫针补法,余穴用灸法。

治疗一个疗程后,患者即行经,色淡如水,量稍多;后又治疗3个疗程,月经一月一行,但量仍偏少,嘱咐患者饮食中注意增加补气血之品。第三个疗程后,患者前往外地,随访半年,经期正常,经量极少,色淡红。

按 语

李时珍在《本草纲目》里也说:"女子,阴类也,以血为主,其血上应太阴,下应海潮,月有盈亏,潮有潮汐,月事一月一行,与之相符,故谓之月经。"《丹溪心法》认为:"经水或前或后,或多或少,或愈月一至,或一月再至,皆不调之故。"

患者术后气血亏虚,血海不能按时满溢,而致经期后移。本案经量少,色淡红,面色萎黄,舌淡红,脉虚细,属气血皆虚,治拟补益气血。关元属任脉经穴,通于胞宫,又是任脉与足三阴经的交会穴,用毫针补法,可益气生血,激发冲、任功能;加用气海穴、三阴交,使气血并补,气行则血行,促使经血按时而行。配百会以升提气血,濡养清窍,改善头晕、面黄症状。虚则补之,故本案主要用艾灸之法补益气血。

验案 2

陈某,女,48 岁。2009 年 12 月 11 日初诊。

主诉 月经失调 1 年余,加重 4 个月。

现病史 患者月经先后不定期 1 年余,近 4 月来前 1 月每月行经 2 次,后 1 月则无月经。自诉行经前一天,常伴后脑及巅顶剧烈疼痛,且素有腰痛,行经时加剧。经来量少,色淡质稀,头晕耳鸣,夜尿频,大便溏,舌淡苔薄,脉沉弱。

诊断 中医诊断:经行先后不定期(肾虚证);西医诊断:月经不调。

治则 补肾气、调冲任。

治疗 针刺关元、肾俞、百会、交信、肾俞、腰眼、阴谷、太溪。灸关元、肾俞、百会:取清艾条一根,点燃后悬于穴位之上,灸至皮肤温热红晕患者舒适为度。

患者每周一次前来就诊,使用以上穴位,坚持治疗两个周期,月经周期均稳定。第一个周期治疗后行经时有轻微头痛,第二个周期治疗后,无头痛周期亦正常。

按 语

《傅青主女科》中言："经水出诸肾。"若肾气虚衰，藏泄失司，血海蓄益失常则易致经期紊乱。患者月经量少，色淡质稀，头晕耳鸣，夜尿频，大便溏，舌淡苔薄，脉沉弱。皆肾虚之象。肾阴阳两虚致血海蓄溢失常，故经行错乱、先后不定；肾气虚弱，精血不足，故患者经血量少，色淡质稀；肾主骨、生髓，其经脉贯腰脊，故腰脊失养，腰痛；肾开窍于耳，肾虚则髓海不足，故头晕、耳鸣；肾司二便，肾虚不能制约，故尿频而便溏。陈雷主任医师选关元、肾俞补肾，百会托举，使肾闭藏致经血调和。腰痛配腰眼、阴谷补肾壮骨；头晕、耳鸣配太溪、百会充养脑髓。

二 痛经

验案 1

张某,女,25 岁,文员,2009 年 3 月 7 日初诊。

主诉 经期小腹疼痛 8 年余。

现病史 行经初期下腹部耻骨上和腰骶部隐痛。经色淡、量少、质清稀,伴腰酸、畏寒、乏力、大便溏。疼痛严重时,疼痛呈痉挛性,伴四肢冰凉,面色苍白,心悸,头晕。现脉细无力,舌淡少苔。

诊断 中医诊断:痛经(气血两虚);西医诊断:原发性痛经。

治则 调补气血,温养胞宫。

治疗 针刺关元、肾俞、脾俞、足三里、三阴交。关元、肾俞、脾俞用灸法。

治疗一个疗程后,小腹疼痛减轻;后又治疗 3 个疗程,嘱咐患者饮食中增加补气血之品。随访半年,经期正常。

按 语

痛经为最常见的妇科症状之一,指行经前后或月经期出现下腹部疼痛坠胀,伴有腰酸或其他不适症状,严重者影响生活和工作。痛经分为原发性和继发性两类,原发性痛经是指生殖器无器质性病变的痛经,占痛经 90% 以上。中医认为痛经病位在胞宫,病变在气血。病因病机不外虚实两类,虚证是气虚血少、胞宫失养所致的"不荣则痛"。《经效产宝》言:"血气不足,经候欲行,身体尽痛。"

本案患者气血两虚，故月经量少，色淡质清稀；气血虚致心失所养，则心悸；气血不能濡养头面，则头晕面色苍白；久病伤阳，故四肢冰凉。关元是任脉与足三阴经的交会穴，配以肾俞，灸之可暖下焦、益精血，以温养冲任。《针经摘英集》说："小腹痛不可忍，针足阳明经三里。"胃为水谷之海，水谷精气充沛，使气血生化有源，胞宫得气血滋养而"荣则不痛"。

验案 2

陈某，女，26 岁，2010 年 12 月 9 日初诊

主诉 经来腹痛 5 年。

现病史 每于经前 2～3 天开始出现小腹冷痛，来潮 1～2 天痛甚，需服用止痛药物，方可正常工作。月经量少、色暗、血块。现患者已进入经前期，出现小腹冷痛、痛连腰脊、面色㿠白，食欲不振。刻下：苔白腻，脉沉紧。

诊断 中医诊断：痛经（寒湿凝滞）；西医诊断：原发性痛经。

治则 调补气血，散寒通经。

治疗 针刺中极、次髎、血海、地机、合谷、太冲、四满、水道。艾灸归来、大巨

二诊时，小腹痛已缓，尚感神疲乏力。取关元穴温灸 10 分钟，刺三阴交。治疗 2 个月经周期后，患者月经来前疼痛明显减轻，不必再服用止痛药，治疗继续跟进。

按 语

实证痛经为各种病理因素阻滞胞宫，引起的气血不畅。患者小腹冷痛，痛连腰脊，经行量少、色暗、有块，苔白腻，脉沉紧，证属寒湿凝滞。寒湿客于胞宫，血被寒凝，故经行不畅，量少色暗有块，

小腹冷痛；胞脉系于肾，故痛连腰脊；苔白、脉沉紧，均为寒湿内阻之象。《经穴命名浅解》言："地机，变化为机。考该穴主治月事改常，精血不足，生殖不能。"《百症赋》记载："兼血海治妇人月事之改常。"针此穴可使气血充盛，生机畅旺，犹如大地得正气而生殖畅旺，化生万物，因名地机。"故选地机调补气血。中极为任脉穴，足三阴经的交会穴，"主寒中腹痛"（《备急千金要方》）。次髎是治疗痛经的经验穴，本穴前方与胞宫相对，从阴引阳，散胞宫瘀血。艾灸归来、大巨，可温经散寒。诸穴相配，起调补气血，散寒通经之效。

三 经闭

验案 1

蔡某,女,32岁,企业管理人员,2012年3月9日初诊。

主诉 闭经5月余。

现病史 半年前因突发事件造成精神压抑,致经闭不行5月余。患者自诉少腹胀痛,有时候感到少腹有结块,胸胁胀闷,心烦易怒。舌边紫暗有瘀点,脉沉紧。

诊断 中医诊断:经闭(气滞血瘀证);西医诊断:继发性闭经。

治则 活血化瘀,行滞通经。

治疗 针刺中极、归来、血海、太冲、合谷、三阴交、四满,用泻法。

按 语

闭经为常见的妇科症状,表现为无月经或月经停滞。根据既往有无月经来潮,分为原发性闭经和继发性闭经两大类。继发性闭经是指正常月经建立后,按自身原有月经周期计算停滞三个周期以上者。正常月经的建立和维持,有赖于下丘脑-垂体-卵巢轴的神经内分泌调节,靶器官子宫内膜对性激素的周期性反应和下生殖道的通畅。其中任何一个环节发生障碍,均可导致闭经。继发性闭经以丘脑性闭经最为常见,在精神应激状态下,下丘脑分泌的促肾上腺皮质激素释放激素和皮质激素分泌增加,进而刺激内源性阿片样肽和多巴胺的分泌,抑制下丘脑分泌促性腺激素释放激素和垂体分泌促性腺激素有关。

东汉张仲景在《金匮要略》中认为:"妇人之病,因虚、积冷、结气,为诸经水断绝。"明代万全有"气郁、痰郁和血虚损"的观点。本案例中患者因情志事件,引发肝气郁滞,不能行血,冲任不调,经闭不行。气以宣达为顺,气滞不宣,则少腹胀痛,胸胁胀闷;瘀血停积于血海,阻碍经血下行,故感少腹有结块。舌边紫,有瘀斑,脉沉弦,为气滞血瘀之象。故取合谷、太冲通调肝脾气机,血海、三阴交调理气血,中极、归来调冲任,共奏行滞通经之功。

验案 2

蒋某,18 岁,学生,2013 年 8 月 2 日初诊。

主诉 停经半年。

现病史 患者 14 岁初潮之后,经期以错后为主,月经量少,服黄体酮,可行经两天,不服不潮。近半年曾断续服用中药月经未潮。半年来食欲不佳,体重增加明显。查体:苔薄黄腻,脉弦滑,面色暗浊,形体肥胖。

诊断 中医诊断:闭经(痰浊内停,阻滞胞宫);西医诊断:继发性闭经。

治则 理气祛痰,化滞通经。

治疗 针刺丰隆、太冲、膻中、足三里、阴陵泉、三阴交、脾俞、中极、归来,毫针泻法。前 3 天连续针刺,之后隔天一次,10 次为一疗程。

三个月后月经逐渐正常,体重亦减。

按 语

闭经不能一味活血化瘀,本案苔薄黄腻,脉弦滑,面色暗浊,形体肥胖,是比较典型的痰浊阻滞胞宫证,应当理气祛痰。治痰必先理气,肝通过疏利调达三焦气机,来调节体内的水液代谢活动。若肝失疏泄,三焦气机阻滞、气滞水停,则痰饮阻滞经闭。遂取肝经之原穴太冲、同名经之络穴内关,以及气会膻中,共同疏肝解郁,行气通经。丰隆为足阳明经络穴,"去踝八寸,别走太阴",一穴通两经,《玉龙歌》云"痰多宜向丰隆泻",因"脾为生痰之源",故丰隆为祛痰要穴。行气祛痰二者并行,治病求本。

四 崩漏

验案 1

李某,女,36 岁,2017 年 3 月 22 日初诊。

主诉 月经量多 3 年余,加重 1 月。

现病史 3 年来经量逐渐增多,末次月经行经 15 天,平素月经周期不规律。量多,色黑,血块,易淋漓不尽,使月经周期延长。纳可,眠差,头晕,记忆力下降,脱发明显,皮肤干燥。查血常规未见明显异常。查体:舌质暗红,舌下静脉瘀、黑,面黄,体偏胖,苔少,脉细无力,重按有弦。

诊断 中医诊断:崩漏(瘀阻脉络,气随血脱);西医诊断:月经过多。

治则 温经通瘀,固气摄血。

治疗 针刺百会、天枢、水道、归来、气海、三阴交、足三里、膈俞、肝俞;气海、关元用温和灸 30 分钟,与针刺同时进行。

按 语

异常子宫出血(AUB)是妇科常见的症状和体征,作为总的术语,是指与正常月经的周期频率、规律性、经期长度、经期出血量任何 1 项不符的、源自子宫腔的异常出血。所述 AUB 限定于育龄期非妊娠妇女,因此需排除妊娠和产褥期相关的出血,也不包含青春发育前和绝经后出血。经期出血量大于 80 mL,为月经过多。

汉代《金匮要略·妇人妊娠病脉证并治》首先提出"漏下"之名,提出瘀阻冲任之病机。此案患者众多表现均指向脾不统血证,但是仔细观察舌、脉,并不吻合,且仔细观察临床征象如色黑、血块是瘀阻络脉的表现,故而认识到瘀阻络脉是疾病的原发病因,体现了临床辨证的重要。在针灸治疗中,祛瘀的方法很多,患者气随血脱,气血两虚,故我们选择祛瘀而不伤正,尤其是不伤气血的方法,即气海、关元用温和灸,既可祛瘀,又有助于气血化生。

验案 2

王某,女,48 岁,2020 年 8 月 19 日初诊。

主诉 月经紊乱 1 年余。

现病史 经期周期紊乱 1 年余,10 天前月经来潮,势如泉涌,用止血药(云南白药,具体用法不详)无效。体胖、平素怕热。刻下,面色白,动则心慌气短,同时伴有心烦急躁,夜不能寐,口渴咽干,少腹作痛,下血块不止,舌红起刺,苔黄且干,脉弦滑细数,血常规示:血红蛋白 4.5 g/dL。

诊断 中医诊断:崩漏(血分郁热,迫血妄行);西医诊断:月经过多。

治则 宣畅三焦气机,清解血分郁热。

治疗 针刺中极、曲池、血海、水泉、三阴交。先针三阴交,沿胫骨后缘进针,针尖向上。继针中极、水泉、曲池、血海,先深后浅,徐入徐出。

二诊时出血已好转。三诊时月经周期转规律。随访半年月经一直正常。

按 语

《内经·素问·阴阳别论》首先指出:"阴虚阳搏谓之崩。"是泛指一切下血势急迫的妇科血崩证。金元时期李东垣在《兰室秘藏》中认为"肾水阴虚,不能镇受胞络相火,故血走而崩也"。患者体胖阳盛,热扰血海,迫血妄行。宜宣畅三焦气机,清解血分郁热。

崩漏是妇科常见病,其治当有虚实、主次之分,患者面色㿠白,动则心慌气短,血红蛋白只有 4.5 g/dL,此乃血虚之征;而又有心烦急躁,夜不能寐,口渴咽干等症,为血分郁热之象,血虚当补,血热当清,以何为主?应细诊,脉、舌、色、症,再做判断,此患者舌红起刺,脉弦滑细数,"虚实之辨,微细在舌脉",足以说明下血不止的根本原因是血分郁热,迫血妄行。

《针灸穴名解》中说三阴交:"凡属肝脾肾三经证之关于血分者,统能治之,如药之当归也。"患者面色㿠白,动则心慌气短,取三阴交可健脾益气、补益气血;心烦急躁,夜不能寐,为肾水阴虚,取水泉(肾经郄穴),有益阴清热作用,与诸穴相合,可达养阴除烦、清热调经的目的;下血块不止,重用血海,此穴出自《脉经》,为足太阴脾合穴,《经穴命名浅解》中说:"本穴主治月经不调,血闭不通,崩血漏下。"本穴和手阳明经合穴曲池并用,能共奏清热凉血之功。

五 绝经前后诸证

验案 1

忻某,女,55 岁,2013 年 8 月 30 日初诊。

主诉 烘热,汗出,失眠,烦躁 5～6 年。

现病史 自绝经前后即出现阵阵烘热、面红、汗出,夜寐不佳,心绪不宁,胃口不佳,夜尿频,大便不爽。查体:舌质暗红,苔白腻,脉弦细数。

诊断 中医诊断:绝经前后诸证(心肾不交);西医诊断:绝经综合征。

治则 交通心肾。

治疗 针刺神门、心俞、三阴交、肾俞、太溪、百会、四神聪、印堂、照海、申脉、玉枕、阴陵泉,中极、水道透气冲。

按 语

绝经综合征是指妇女绝经前后出现性激素波动或减少所致的一系列躯体及精神心理症状。自然绝经,指卵巢内卵泡生理性耗竭所致的绝经。绝经前后最明显的变化是卵巢功能衰退,随后表现为下丘脑-垂体功能退化。表现为月经改变、潮热、盗汗、失眠以及泌尿生殖道症状;远期可发生骨质疏松和心血管疾病。

《素问·上古天真论篇》:"女子七七任脉虚,太冲脉衰少,天癸竭,地道不通,故形坏而无子也。"指出妇女绝经前后任脉功能下降导致天癸渐竭，从而出现机体新改变，主要表现为生育机能的减退及相伴的一系列症状。孙思邈曾于《千金方》中提出："夫心者火也；肾者水也，水火相济。"水火相济为阴平阳秘之象，人自无病。烘热、面红、汗出、夜寐不佳、心绪不宁，是肾水亏虚无力制约心火，称为水火不济。再者，"心藏神"而"肾藏精"，精能化神，为神之源；神能驭精，为精之主，二者同源于水谷精微，相互为用，一方受伤都会损及另一方，引起病变。故选用三阴交、肾俞、太溪三穴配合使用，可以滋肾水、养肾阴，引心火下行，滋肾水上济，从而达到交通心肾之目的。

验案 2

赵某，女，47岁，2013年2月初诊。

主诉 动辄汗出1年余。

现病史 动辄汗出1年余，头汗为主，动则头发尽湿，头顶及两颞为甚。患者诉已吃中药数个周期，停药后心烦易怒、口燥咽干，夜寐梦多明显。刻下：体肥面红，脉象弦滑且数，舌边红苔干。

诊断 中医诊断：绝经前后诸证（肝经郁热）；西医诊断：绝经综合征。

治则 清泻肝胆，透发郁热。

治疗 针刺双侧百会、风池、内关、合谷、太冲、阳陵泉，用毫针泻法。

次日复诊，疗法同上，自述针后仅发2次，汗出轻微，为巩固疗效，继针2次，随访3月未复发。

按 语

绝经前后诸证，症状表现多样，辨证需要抓住关键节点，患者已吃中药数个周期，查看药方以重镇安神、滋阴清热为主。"治上焦如羽,非轻不举",患者汗出以头部为甚,热盛居多。以"火性上炎"故也。应顺势而为,透发郁热,选用风池,疏风通络。患者心烦易怒,是为肝经郁热,上迫为汗而头汗出,用百会(诸阳之会),清泻诸阳而降逆,配内关宁心安神。口干口苦,为肝胆火气上炎所致;夜寐多梦,为肝胆郁火上扰心神脑窍所致;头顶部及颞部是为厥阴经和胆经循行部位,亦与他证相符;脉弦,舌边红,同为肝胆郁热之证,遂取合谷、太冲、阳陵泉清泻肝胆郁火、疏理肝经气机,而诸杂证自愈。

六 带下

验案 1

王某,女,40岁,2015年9月27日初诊。

主诉 白带量多半年,加重2月。

现病史 患者平素带下量多色黄,经前更加严重,近2月带下色黄臭秽,外阴瘙痒,口苦且干,尿黄便干,饮食辛辣油腻。苔黄腻,舌质红,脉弦数。某医院查:衣原体阳性,自诉服用西药效果不显。

诊断 中医诊断:带下(湿热下注);西医诊断:感染性阴道炎。

治则 清热利湿,燥湿止带。

治疗 针刺中脘、内庭、带脉,三阴交,肾俞,太溪,次髎,阴陵泉。

按 语

患者平素喜食热辣食物,致阳盛内伏,外阴炎症与之相交感,缠绵难愈。内庭为阳明经荥穴,《难经·六十二难》中提出"荥主身热",故取足阳明胃经之荥穴内庭,泻脏腑之热。中脘配内庭可清泻腑热,二穴相配,断湿热之源。次髎《经穴命名浅解》言:"髎指骨之郄(指凹陷之处),即骨空深处,穴当腰骶骨下第二空,因名次髎。"为足太阳膀胱经穴,从解剖结构而言,本穴前方与胞宫相对,属局部取穴法,能起到散胞宫瘀滞,通胞脉气机的作用,气机通畅则湿热郁积得除。标本兼治,共克湿热带下。

验案 2

钱某,女,43 岁,2016 年 6 月 3 日初诊。

主诉 白带量多半年。

现病史 带下量多,质清稀,半年余。时有腰酸,平素喜喝冷饮,食纳不香,时有便溏,四肢欠温,神疲乏力。舌质淡,苔白,脉缓。B 超示:宫颈囊肿。

诊断 中医诊断:带下(脾虚湿困,寒凝带脉);西医诊断:盆腔炎性疾病。

治则 健脾除湿,温阳止带。

治疗 针刺气海、阴陵泉、足三里、脾俞。艾灸关元、肾俞。耳穴取子宫、卵巢、内分泌、肾、脾。

按 语

宫颈、卵巢囊肿最易导致盆腔积液。"囊肿者,水也",本病病机为水湿停聚,治宜温阳化水。本案患者平素喜喝冷饮导致体内寒湿凝聚,表现为纳食不香、时有便溏、四肢不温,重在健脾除湿,是为根本。阴陵泉,属足太阴脾经合穴,《穴名释义》言,本穴"具有健脾利水之功,大凡涉及内脏水湿之疾……取之有清源导流利水之妙"。选用阴陵泉与脾俞、足三里、三阴交相配可健脾助运,运化寒湿。患者目前最主要的困扰是白带量多,也就是寒湿凝滞胞宫是目前患者最迫切需要解决的问题。关元是任脉与足三阴经的交会穴,配以肾俞,灸之可暖下焦、温化胞宫寒湿。本案健脾除湿与艾灸温化胞宫寒湿并用,共奏止带之效。

七　不孕

验案 1

周某,女,30 岁。2015 年 7 月 17 日初诊。

主诉　不孕 2 年。

现病史　患者结婚后两年未曾采取任何避孕措施,末次月经 6 月 27 日,经期 5～6 天,量少,色暗有块,经期腰酸,经前乳胀。胃胀,心烦,乏力,眠差,便干,体胖,舌淡黯,苔黄腻,脉弦滑。于当地医院 B 超检查无明显异常,激素检查无异常。

诊断　中医诊断:不孕(肝郁气滞,痰浊内阻);西医诊断:原发性不孕。

治则　疏肝理气,祛痰化瘀。

治疗　针刺中极、归来、血海、三阴交、丰隆、太冲。

--- 按　语 ---

不孕症是一种由多种病因导致的生育障碍状态,是生育期夫妇的生殖健康不良事件。女性无避孕性生活至少 12 个月而未孕称为不孕症。

《医宗金鉴·妇科心法要诀》云:"或因宿血积于胞中,新血不能成孕……或因体盛痰多,脂膜壅塞胞中而不孕。"女性不孕,首先要把受精卵着床的环境创造好。此例患者经少色暗有血块,属实症,苔黄腻、脉弦滑、体胖,知胞官中有痰浊阻滞,故当痰瘀同治,祛痰化瘀为主。

丰隆是胃经络穴，气通脾经，自古就是化痰要穴，主治"一切风痰壅盛"（《循经考穴编》）之疾。《玉龙歌》也载："痰多宜向丰隆寻。"因此，痰浊阻滞胞宫，用泻丰隆之法。取血海、太冲通调肝脾气机，使肝的疏泄正常，则三焦气治，水道通利，气顺则痰浊、瘀血自去。

验案 2

陈某，女，32 岁，2014 年 2 月 28 日初诊。

主诉 不孕 3 年。

现病史 患者 3 年前小产后，未采取任何避孕措施至今未孕。经期尚准，月经量少，经前期腰酸。常感疲倦、头昏、纳呆、眠差、怕冷、便溏，性欲冷淡。面色萎黄，脉濡，舌淡。于某医院妇科查 B 超，诊断为子宫内膜异位症。

诊断 中医诊断：不孕（精血亏损，宫冷不孕）；西医诊断：继发性不孕、子宫内膜异位症。

治则 滋肾养血，暖宫助孕。

治疗 针刺中极、子宫、三阴交、交信、肾俞。温灸关元、归来。每月经净后，隔日针灸。针灸调治 1 年后怀孕，足月产男婴一名。

按 语

《诸病源候论》云："然妇人挟疾无子，皆由劳伤血气，冷热不调，而受风寒，客于子宫，致使胞内生病，或月经涩闭，或崩血带下，致阴阳之气不和，经血之行乖候，故无子也。"本患者因产后精亏，阴阳失调，冲任空虚，故而无子。其治疗重在滋肾养血，培补本源，故用艾灸之法，温暖胞宫助孕。关元是任脉与足三阴经交合穴，配以肾俞，灸之可暖下焦以温养冲任。归来，是足阳明胃经穴，《千金翼方》中说:"阴冷肿痛,灸归来三十壮,三报之。"《外台秘要》谓本穴"主少腹痛,奔豚,女人阴中寒",又归来位居胞宫附近,灸之可暖宫散寒。肾俞为肾脏的背俞穴,合关元、交信,培本固元,补益冲任。如此,则肾精得充,胞宫得温。患者另有兼症,腰酸配腰眼、阴谷补肾壮骨;头晕、耳鸣配太溪、百会补肾生髓,充养脑髓。

八 胎位不正

验案

吴某,女,30岁,2017年5月6日初诊。

主诉 妊娠32周,B超示:胎位不正(肩位)。

现病史 患者时有腰酸,神疲乏力,易头晕,纳可,夜寐差,二便调。舌质淡红,苔薄白,脉沉细。某医院B超示:胎位不正(肩位)。

诊断 中医诊断:胎位不正(气血亏虚);西医诊断:胎位不正。

治则 益气养血、升阳助运。

治疗 艾灸双侧至阴、足三里。

每次施灸15~20分钟,每日灸治1~2次,连续5次为一疗程。

按 语

通常情况下,妊娠未达28周,宫腔内羊水相对较多,胎儿活动范围较大,胎位不固定,而32周以上,因胎儿生长迅速,羊水相对较少,胎儿与子宫壁贴近胎儿的姿势和位置相对固定,但亦有极少数胎儿的姿势和位置在妊娠晚期发生改变胎位,甚至在分娩期仍可改变。

唐代《经效产宝》续篇中已有对"横产"和"倒产"病机及治法的论述。宋朝妇科专著《妇人大全良方》指出:"妇人以血为主,惟气顺则血和；胎安则产顺。"本案孕妇平素头晕、寐差，由此可见孕妇正气不足、神疲乏力，恐无力促胎转正；加之孕妇怀孕期间多歇少动，易致气机不畅。治疗重在调理气血，气血充沛、通畅、阴阳和谐，胎位自然转正。胞脉系于肾，补气血的同时必兼顾益肾，则胎固、气顺。至阴是足太阳膀胱经井穴，为足太阳脉气终止处（由此经气转入足少阴肾经），表示阳已尽，阴将起。膀胱经多气多血，故灸之可益气养血、升阳助运；又至阴亦是肾经起始处，《素问·奇病论篇》言："胞脉者，系于肾。"故本穴又可补益肾气。《神灸经纶》云："治横逆难产在顷刻，符药不灵者，灸至阴穴三壮。"可见历代至阴穴主治难产、胞衣不下，现代医疗发展，逐渐发展为促正胎位要穴。

九 妊娠恶阻

验案

刘某,女,32岁,2012年7月15日初诊。

主诉 喝水及饮食均要呕出3天,加重1天。

现病史 怀孕8周,闻到食物的味道就吐,所吐皆为食物及痰涎,口黏口苦,胸闷,神疲乏力,动辄眩晕呕吐,以卧床为主,小便黄短。苔白腻,脉弦滑。

诊断 中医诊断:妊娠恶阻(胎热上冲,痰浊逆胃);西医诊断:妊娠剧吐。

治则 和胃降逆,疏通气机。

治疗 针刺内关,足三里,三阴交。耳穴取枕、神门、交感、胃、食道、皮质下。

按 语

大多数妊娠剧吐发生于妊娠10周以前。典型表现为妊娠6周左右出现恶心、呕吐,并随妊娠进展逐渐加重,至妊娠8周左右发展为持续性呕吐,不能进食,导致孕妇脱水,电解质紊乱,甚至酸中毒。

程钟龄《医学心悟》云:"妊娠之际,经脉不行,浊气上行清道,以致中脘停痰,眩晕呕吐,胸膈满闷,名曰恶阻。"《黄帝内经》言,内关为"治胸胁郁闷之主穴,以治胸、腹胁肋诸般胀痛,如痰火积块,均可取之。"故针刺此穴可疏通、调畅内外之气机。本案患者胃气上逆,非降不止,应用内关,轻刺激为主,配合足三里、三阴交,共奏理气化浊、降逆和胃之功。

十 阴挺

验案

林某,女,66岁,2013年12月11日初诊。

主诉 阴道口时常有物脱出1年,加重2天。

现病史 患者1年来时常自觉阴道口有物脱出,伴明显腹部下坠感。自行采用平卧方法促进脱出物回纳。近来因做事疲劳,致使脱出更为明显。患者体瘦,面色萎黄,头发稀疏,疲劳,嗜睡,夜寐多梦,尿频,便溏,腰酸。刻下:舌淡、胖,脉沉。

诊断 中医诊断:阴挺(脾肾不足,气虚不固);西医诊断:盆腔器官脱垂。

治则 补脾益肾,提气固脱。

治疗 针刺百会,气海,足三里,三阴交,合谷,肾俞,脾俞,肝俞。脾俞、肾俞、气海、百会,每穴各温灸10分钟。每周一至三次。

患者治疗8次后,疲劳好转,子宫有明显内提现象,夜尿减少为1~2次。

按 语

盆腔器官脱垂(POP)指盆腔脏器脱出于阴道内或阴道外。2001年美国国立卫生研究院提出,POP指任何阴道节段的前缘达到或超过处女膜缘外一厘米以上。有单独发生,但一般情况下是联合发生。

患者便溏多年,水谷精华涵养机体不足,不能荣养脏腑,故脾虚、体瘦;腰酸、多梦、发稀提示患者肾精空虚,精少不能化气,导致气血俱虚,身体羸弱。脾肾是荣养身体的根本,气血盛衰又互相联系,脾肾、气血的因素导致患者机体蒸腾运化,缺乏原料,故盆腔脏器下垂。百会为足厥阴肝经、手足三阳经和督脉的交会穴;百会所在的督脉,为"阳脉之海",总督人体一身之阳;《素问·五常政大论篇》说:"病在上,取之下;病在下,取之上。"故本案患者重点取百会穴,以振奋督脉阳气。同时灸气海等穴,增强升清、举陷的作用。肝藏血,脾统血,肾主精血,故取肝、脾、肾的背俞穴以补益肝脾肾精血;补足三里健脾益胃以利生化之源。

十一 产后尿失禁（压力性尿失禁）

验案

丁某，女，33岁，2014年11月22日初诊。

主诉 产后尿失禁1年，加重1月。

现病史 产后用力咳嗽、喷嚏时尿液会自动流出，时轻时重1年。本月感冒后咳嗽，尿液自动流出情况加重。自诉夜间睡眠较浅、腰膝酸软、阵阵烘热。症见体质瘦弱、心浮气躁、舌瘦、质红，苔干无津。两脉细数。

诊断 中医诊断：膀胱咳（下元亏虚、固摄无权）；西医诊断：压力性尿失禁。

治则 补肾固摄。

治疗 针刺百会、四神聪、关元、足三里、三阴交。太冲、中极、水道、水泉、天枢、水道加用电针，留针20分钟，每周针灸治疗2次。

2014年11月28日二诊。尿失禁症状略有缓解，睡眠情况改善，精神转佳，舌脉如前。继续治疗三个月，情况大有好转。

按 语

压力性尿失禁，其特点是正常状态下无遗尿，而腹压突然增高时，尿液自动流出，也称真性压力性尿失禁。压力性尿失禁分为两型，90%以上为解剖压力型尿失禁，主要由妊娠和产道分娩损伤引发盆底组织松弛。最为广泛接受的压力传导理论认为，压力性尿失禁的病因在于盆底支持结构缺损，而使膀胱颈近端尿道脱出于盆底外，因此咳嗽时腹腔内压力不能被平均地传递到膀胱和近端尿道，导致增加的膀胱内压力大于尿道内压力而出现漏尿。

  患者腰膝酸软、阵阵烘热，舌瘦、质红，苔干无津，两脉细数，皆是一派阴虚症状，故不是简单的气虚不固症候。究其原因，是产后失血、劳累造成的阴虚症候群。阴阳本是互根互用，患者1年来阴虚状况未纠正，造成阴损及阳，肾阴肾阳皆虚，所以治疗上除了用百会、关元灸法以升阳固摄之外，一定要配合滋肾养阴之法。太溪是足少阴肾原穴，"五脏有疾，当取十二原穴"，故用补法益肾阴、强腰膝，阴足则阳充，摄纳有权。中极为任脉穴、膀胱募，又是足三阴经的交会穴，该穴深处对应膀胱，可直接调节膀胱气机。水泉《针灸穴名解》云："本穴为足少阴之郄，人身泉穴多在于郄，犹水源出于地下也。其所治证，当月事不调，小便淋漓等证，诸关于泉水者，取本穴犹疏水之极源也。"诸穴协调、配合，共补下元之亏，起提升固摄之效。

十二 子宫肌瘤

验案 1

韩某,女,41岁。2015年4月17日初诊。

主诉 子宫肌瘤1年余。

现病史 患者1年前因经期延长,查B超确诊多发性子宫肌瘤,近日在某医院查B超示:多发性子宫肌瘤,子宫内膜欠规则,大者约12 mm×9 mm。对比上次B超子宫肌瘤有增多、增大趋势。近几个月经期延长至10余日,淋漓不尽,经常腰酸,四肢发凉、小腹及脐周发凉,舌淡苔薄腻,脉弦,夜寐多梦,经前乳房胀痛,经色暗、黑有血块。平素性格内向,易生气,少动、纳差,有甲状腺结节病史。

诊断 中医诊断:癥(寒凝气滞);西医诊断:子宫肌瘤。

治则 理气通瘀,暖宫散结。

治疗 针刺太冲、期门、肝俞、足三里,平补平泻。气海、子宫、中极、肾俞、次髎、三阴交,用温针灸。

每周治疗2次,治疗3个月后复查B超,子宫肌瘤未见明显增大,自觉症状均有好转。患者后未再来,半年随访,患者诉自行在家艾灸,小腹发凉的情况大有好转,经期正常。

按 语

子宫肌瘤是女性生殖器官最常见的良性肿瘤,由平滑肌及结缔组织组成。经量增多及经期延长是子宫肌瘤的常见症状,多见于大的肌壁间肌瘤及黏膜下肌瘤,肌瘤使宫腔增大,子宫内膜面积增加并影响子宫收缩。此外肌瘤可使肿瘤附近的静脉受挤压,导致子宫内膜静脉充血与扩张,从而引起经量增多,经期延长。

《灵枢·水胀》:"石瘕生于胞中,寒气客于子门,子门闭塞,气不得通,恶血当泻不泻,衃以留止……皆生于女子,可导而下。"中对石瘕的症状描述,与现代子宫肌瘤近似。本案患者自诉四肢发凉、小腹及脐周发凉,故病多因素体寒凉或经期及产后风寒入侵,不能温化,造成寒气凝滞,加之性格内向,气机不畅,故而寒凝气滞成多发性肌瘤。患者咨询西医后认为多发性肌瘤手术复发概率大,且肌瘤尚小,未达手术标准,前来求治。《灵枢·禁服》说:"血寒,故宜灸之。"《灵枢·官能》说:"结络坚紧,火所治之。"《灵枢·阴阳二十五人》说:"凝涩者,致气以温之。"取气海、子宫、中极、肾俞、次髎、三阴交,用针刺使气至病所、破瘀散结,用灸致气以温。针上加灸,共奏理气通瘀、暖宫散结之功。

验案 2

姜某,女,30 岁,2017 年 9 月 24 日初诊。

主诉 子宫肌瘤 3 年余,经量增多 1 年。

现病史 患者 3 年前经 B 超检查发现有子宫肌瘤 3 个,最大者 4 mm×3 mm,为黏膜下肌瘤。近 1 年来行经时经水量较多,伴少腹疼痛、腰酸腰痛、少腹坠胀,患者自觉疲劳,不能胜任高强度工作。西医建议手术治疗。刻下:脉弦细数,苔薄黄腻,神疲乏力,面色黧黑。

诊断 中医诊断:癥(瘀血阻络,血不归经);西医诊断:子宫肌瘤。

治则 化瘀消瘤。

治疗 针刺曲池、膻中、期门、膈俞、大巨、气海、中极、子宫、合谷、血海、足三里、三阴交、太冲,腹部穴位用提插泻法,得气后使酸胀感扩散至盆腔部。耳针取穴:子宫、卵巢、内分泌、皮质下、交感、神门、肾。每次选2～3穴。

每周2次,6个月复查B超,子宫肌瘤明显缩小,月经量达到正常水平,疲劳状态大有改善。

按 语

按照与子宫肌壁的关系,子宫肌瘤可以分为三大类:①浆膜下肌瘤,肌瘤长在子宫外面,往往通过一个蒂,跟子宫连接,这类肌瘤长在宫腔外,对月经的影响小;②肌壁间肌瘤,这类病人子宫肌瘤会偏大,影响子宫收缩,导致月经量增多;③黏膜下肌瘤,这类肌瘤往子宫腔里生长,子宫腔增大,月经量明显增加,还会有不规则出血,有些患者会感觉疼痛,是症状最明显的一类肌瘤。患者的月经过多主要是由于黏膜下肌瘤使宫腔增大,子宫内膜面积增加、并影响子宫收缩造成。子宫黏膜是子宫内膜,是子宫内壁的一层,子宫内膜随着雌激素的影响,有规律地生长脱落,黏膜下肌瘤就是长在这一层上。针刺特定的穴位具有化瘀散结的效果,对这一类肌瘤作用明显。

本案患者由黏膜下子宫肌瘤造成的月经量多、腹痛等一系列症状,本着"治病求本"的精神。化瘀消瘤、通因通用是本案的治疗重点。在此重点梳理常用的理血之穴:①期门是足厥阴、太阳与阴维脉之交会穴,而肝藏血、脾主统血,"维络全身",故对全身气血起到溢蓄、调节的作用,故刺期门可理气、活血、化瘀。②血海为足太阴脾经穴,足太阴经从此处"上循膝股内前廉,入腹",《经穴释义汇解》中称本穴"为脾血归聚之海,具祛瘀血、生新血之功能,属女子生血之海,故名血海",有活血化瘀之能。③膈俞属足太阳膀胱经穴,八会穴中血会,《针灸聚英》中说:"《难经》曰:血会膈俞。疏曰:

血病治此。盖上则心俞,心主血,下则肝俞,肝藏血,故膈俞为血会。又足太阳多血,血乃水之象也。"因此本穴功善调理全身之血,针之理血化瘀,是治疗血证的要穴。

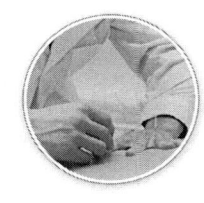

第五章 儿科病证

一、小儿抽动症

验案 1

章某,男,7 岁,2022 年 11 月 23 日初诊。

主诉 (母亲代诉)腹部伴右侧肩部不自觉耸动 1 月余。

现病史 患儿小学后经常出现眨眼等不自主动作,家长未予重视,近 1 月来出现腹部耸动、右肩甩臂等动作,不时伴有喉间异响。以做口算等限时作业时加重,运动、足量休息后好转。未曾检查与治疗。病来神清、精神可、面色红润、体态偏胖。夜寐欠安,入睡困难,胃纳可,大便偏稀。患儿平素体健,否认重大疾病史;无过敏史、无长期用药史;否认"肝炎、伤寒、肺结核、疟疾"等传染病史。否认家族性遗传病、精神病、肿瘤等类似病史。体温 36.8 ℃,不自主皱眉、眨眼、清嗓、平卧时右侧肩部带动右臂甩动,全腹部耸动。舌质淡红有芒刺,苔白厚,脉细。

诊断 中医诊断:小儿抽动症(肝郁脾虚证);西医诊断:抽动障碍。

治则 疏肝解郁,补脾益气。

治疗 针刺百会、神庭、风池、中脘、关元、曲池、中渚、地机、足三里、太冲。中脘、中渚、足三里、地机行补法,曲池、太冲泻法,余平补平泻。留针 30 min。针时及起针后无明显抽动现象。

2022 年 11 月 27 日二诊。针灸治疗后抽动症状明显减少,入睡较前快,大便仍偏稀。因上学时间冲突,改为一周两次。

治疗2个疗程(20次)后,抽动症状不常出现,甩臂耸腹等症状已消失,大便状态改善,夜寐安。

按 语

抽动障碍又称抽动-秽语综合征,特点为多部位运动和发声抽动,常伴秽语或异常发声,部分患儿伴有模仿言语、模仿动作,或强迫、攻击、情绪障碍及注意缺陷等行为障碍。发病以男孩居多,2~15岁起病,病程迁延,重症会影响智力发育和学业表现。

中医认为,脏腑失调,脾虚肝亢,风痰鼓动,流窜经络,发为本病,治宜从肝脾论治,健脾益气化痰,平肝熄风止痉。《小儿药证直诀·五脏所主》曰:"脾主困,实则困睡,身热饮水,虚则吐泻生风。"《医宗金鉴》曰:"肝为木气,全赖土以滋培,水以灌溉。"从古籍的记载中我们可以认识到,脾虚肝郁是本病重要病机,治宜解脾困、调肝木。方中中脘、关元补益中气,百会为诸阳之汇,风池为足少阳胆经穴,同时又是与阳维脉之交会穴,针刺风池可通络止痉,醒脑开窍,助阳祛风,中渚调理三焦,地机、足三里补脾胃,太冲泻肝。共奏调理脏腑、平衡阴阳、疏肝理气、补益脾胃之效。

验案 2

施某,女,6岁,2022年3月3日初诊。

主诉 (母亲代诉)眨眼清嗓伴脾气暴躁,逐渐加重2月余。

现病史 患儿自二胎出生后便出现不断眨眼、清嗓、情绪不佳时大声吼叫,并逐渐加重。父母因不重视,常批评教育,近2月来症状加重,发作次数频繁。后至当地医院(不详)检查后排除癫痫,怀疑抽动障碍,未治疗。病来神清、精神差、易怒,身高偏矮、体重偏轻。夜寐欠安,时时多梦惊醒,胃纳差,小便清长。患儿平素体健,否认重大疾病史;无过敏史、无长期用药史;否认"肝炎、伤寒、肺结核、疟疾"等传染病史。否认患癫痫。否认家族性遗传病、精神病、肿瘤等类似病史。体温 36.7℃，不自主皱眉、眨眼、清嗓。父母在场则易怒。舌质淡，苔白润，脉细沉。

诊断 中医诊断：小儿抽动症（心肾不交证）；西医诊断：抽动障碍。

治则 交通心肾。

治疗 针刺足三里、脾俞、太溪（均双侧）、百会、内关、神门。行补法，留针 30 min。针时及起针后无明显抽动现象。

2022 年 3 月 5 日二诊。患儿易怒症状改善，余症状稍减轻。继续针刺，一周 3 次。

治疗 1 个疗程（10 次）后，抽动症状不常出现，夜间睡眠好转，精神状态可。

治疗 2 个月后患儿诸症状均减轻，嘱患儿父母重视病症，多给予患儿关注与支持，坚持体育运动。

按 语

小儿抽动症属中医学肝风、瘛疭、脏躁、面风、慢惊风等范畴，一般认为其病因为患儿先天脾肾不足，加之后天饮食失节，环境刺激等多种因素致心肝阴虚、虚风内动而致病。故本病病位主要在心、肝、肾、脾等脏。另外小儿脏腑娇嫩、形气未充，生机蓬勃，发育迅速，阳常有余，阴常不足。《四圣心源·阴阳》曰："阴盛于下而生于上，火中之液，是曰阴根。阴液滋息，爰生金水……君相二火泄露而升炎，心液消耗，则上热而病阴虚。是宜降肺胃助收藏，未可徒滋心液也。"说明本病病机为患儿先天脾肾不足，心火不降则神不安舍，睡眠不宁而多梦，甚或出现夜惊。心阴不敛，则神思涣散，语多易动，同时还可出现虚烦少寐，咽干口渴，五心烦热，自汗盗汗等症。

因小儿不耐针刺，故取穴少而精。足三里为胃阳明经合穴，具有健脾益胃、益气养血、扶助正气的作用，是全身强壮穴，有强壮肌肉的作用。脾俞为背俞穴，具有健脾益气、温中除湿的作用。百会位居头顶,为督脉要穴,具有升阳益气、镇静安神的作用。太溪穴是足少阴肾经的常用腧穴之一,太溪为足少阴肾经原穴、输穴、土穴,临床主治肾经病证、腰背痛及下肢厥冷、内踝肿痛、消渴、小便频数、便秘等多种病症。本病针刺用补法,能达到暖土温水,使己土得升,戊土得降,肾水得滋,木得涵养,肝木得升,虚风得熄,心火得降,妄动得止,升降复常,枢轴运转正常,阴阳得以平衡,小儿抽动症所发诸症得以消失。

二 小儿脑性瘫痪

验案 1

李某,女,28 个月,2022 年 4 月 20 日初诊。

主诉 患儿不能独站 28 个月。

现病史 患儿足月正常产第 1 胎,出生时脐带绕颈,窒息、无抽搐、无黄疸。患儿 8 个月时,家长发现其运动发育落后,翻身困难,伴异常姿势,遂于外院行康复治疗半年,经治运动发育落后较前改善后出院。现患儿不能独站,体型偏瘦,易激惹,智力低下,舌淡苔薄,指纹淡。四肢肌张力高,肌力差。双肘屈曲,双手握拳,双手拇指内收,双肩关节活动受限。双膝反张,双下肢内收、内旋,双足背屈受限,扶站时尖足,扶走时呈剪刀步态。患儿智力低下。双上肢肱二头肌反射(++),双巴氏征(+)。头颅 MRI 示:脑白质软化。

诊断 中医诊断:五迟、五硬(肝强脾弱证);西医诊断:小儿脑性瘫痪(痉挛型)。

治则 抑肝扶脾。

治疗 针刺四神聪、神庭、本神、焦氏头针运动区(上、中运动区)、阳陵泉、足三里,平补平泻,留针 30 min。

针刺 3 个月后,患儿独站最长可达 30 s,四肢肌张力降低,肌力提高,肩关节活动范围变大,肘屈曲改善,无拇指内收,膝反张明显减轻,尖足不明显,智力有所提高,康复效果良好。

按 语

小儿脑瘫属于中医"五迟、五软、五硬"范畴,是由于先天不足、后天失养,五脏精气不能上荣元神之府所致。该患儿为小儿脑性瘫痪痉挛型,中医证属肝强脾弱型。肝在五行中属木,藏血,在体合筋,有生长生发条达的特性。本例患者,肝阳亢盛,故易激惹。肝风内动,窜扰筋脉,四肢筋脉拘急,故姿势异常。脾为后天之本,为气血生化之源,木乘脾土,气血生化乏源,故体型偏瘦。气血亏虚,不能充养髓海,使元神之府受累,故智力低下。本病为肝脾功能失调累及于脑的病变,病位在脑,为本虚标实之证。本法以头针四神聪、智三针及焦氏头针运动区益智健脑,头针取穴在元神之府,并且头皮部为人体多条经络纵横交错、密切联系之处,针刺头部穴位,可加强经脉之间的联系,激发经气、疏通经络、调整脏腑气血功能,对于小儿脑性瘫痪有明显的治疗作用。

验案 2

王某,男,3 岁。2022 年 8 月 15 日初诊。

主诉 出生至今不能独走 3 年。

现病史 母孕 32 周,出生时体重 2kg,出生时无脐带绕颈,无抽搐,无窒息、无黄疸。患儿 9 个月时,父母发现运动发育落后,不能翻身,伴异常姿势,遂于当地医院行康复治疗,经间断性康复,患儿运动发育落后略改善。现患儿能独站,体型偏瘦,食少纳呆,智力低下,吐字不清,舌淡红,苔少,脉细。双下肢肌张力不高,肌力差,双下肢外展、外旋,双足外翻,双足背屈不受限,独站时双足步距较宽,扶走时步态蹒跚。双膝腱反射(+),踝阵挛(-),双巴氏征(+)。

诊断 中医诊断:五迟、五软(心脾两虚证);西医诊断:小儿脑性瘫痪(肌张力低下型)。

治则 补益心脾。

治疗 针刺四神聪、智三针、焦氏头针运动区(上、中运动区)、心俞、脾俞。平补平泻,留针 30 min。

针刺 3 个月后,可独走 5 步,下肢肌力提高,外展、外旋的症状明显改善,独站姿势较前明显好转,智力有所提高,康复效果良好。

按 语

脑性瘫痪是小儿常见疾病,根据损伤时间可分为产前、围生期及产后脑性瘫痪。脑性瘫痪主要的致病机制为脑低氧,缺血脑组织发生再灌注生成大量氧自由基,破坏血脑屏障,加重脑水肿,同时脑髓鞘发育不良,中枢神经系统畸形,脑室周围白质软化,导致脑性瘫痪的发生。

本例患儿因早产、出生时低体重而导致的脑瘫,其运动发育落后,异常姿势明显,中医辨证为心脾两虚型。其病位在脑,脾虚水谷精微摄取不足,下肢痿软无力,外展外旋,体形偏瘦,食少纳呆。心血不足,语为心声,故语言不利。精血不足,不能充髓,故智力低下。

四神聪可醒脑开窍,宁心安神;智三针位于前额,为元神藏匿之处,可调节元神气机;焦氏头针运动区相当于大脑皮质中央前回在头皮上的投影,可调节大脑皮质的功能。当针刺头皮部位时,可以产生生物电的变化,对大脑皮质产生电紧张作用,影响大脑皮质机能状态,促使大脑皮质出现调整性平衡,以达到治疗效果。背俞穴为五脏六腑之气输注于背部的腧穴,针刺心俞、脾俞可补益心脾。诸穴合用,共同改善患儿症状。

三 疳证

验案 1

钟某,女,3 岁,2023 年 1 月 11 日初诊。

主诉 形体消瘦 4 月余。

现病史 患儿形体消瘦,四肢内侧皮肤可见皱纹,精神萎靡。家长诉出生时体格发育正常,8 个月左右因母乳不足,采取配方奶粉混合喂养,大便逐渐偏干。1 周岁后纯奶粉喂养,辅食与成人同,大便干结较前更甚,伴食欲减退,情绪烦躁等症。后因小儿肺炎住院治疗,输液 5 天后口服抗生素(具体不详),出院后肠道功能紊乱,严重便秘,3~4 日一行,需开塞露辅助,此后日渐消瘦,曾欲服中药治疗,但因患儿强烈拒食而作罢。现患儿体重 9.5kg,胃纳差,挑食,夜寐不安,喜蜷卧,大便如上述,小便尚调,舌淡苔光少津,脉弱。

诊断 中医诊断:疳证(干疳);西医诊断:营养不良。

治则 养阴生津,补益气血。

治疗 针刺支沟、天枢,用泻法;皮肤针轻刺脾俞、胃俞、三焦俞、阴陵泉、足三里、三阴交,用补法;四缝点刺,挤出黄白色黏液;考虑患儿年龄尚小,同时予小儿推拿捏脊法,部位为脊柱及其两侧,使患儿俯卧,裸露背部。自长强穴用拇指、食中二指捏起皮肤,交替向上捏至大椎穴为 1 遍,反复 9 遍。嘱家长给患儿准备清淡饮食,多饮水,忌肥甘厚腻之品。

2023年1月15日二诊。经针刺后,便秘症状明显缓解,患儿大便1~2日一行,便质转软,食欲稍有改善。舌质淡红苔薄,脉细。辨证得当,守法继进。前方减支沟、天枢穴针刺,加悬灸中脘、神阙、脾俞、肾俞各5 min。

根据患儿每诊刻下情况微调处方,坚持治疗2月后,患儿胃纳转香,精神可,夜寐安,二便调,大便基本2日内必有一行,舌质淡红苔薄,脉细,体重已升高0.6 kg,病情基本痊愈,仍嘱患儿平衡饮食,适当锻炼,规律排便,家长可自行顺时针摩揉腹部以达健脾和胃之功。

按 语

疳积,古为儿科四大病症之一,严重影响小儿生长发育。近年来随着生活水平的提高,该病的发病率已明显降低,特别是重症患儿显著减少。本案患儿原有积滞,长期便秘,中医学认为疳证多由积滞所致,古有"积为疳之母,有积不治,乃成疳证"之说。后又遇重症肺炎,抗生素使用较多,日久伤津,累及脾胃,气血俱损,转为干疳。因此治疗重点在于养阴生津健脾胃。补法针刺三焦俞、阴陵泉、三阴交可滋补肾阴,生津止渴除烦;泻法针刺支沟、天枢可通便消积、促进运化;取脾俞、胃俞、肾俞可调补脾肾,以滋化源;补足三里、推拿捏脊既可消积导滞,又能调和脾胃、养血活血,和五脏六腑之气;针后苔复提示胃气渐升,遂予艾灸之法鼓足脾胃正气,攻补兼施以令脾胃健运,气血调和,强壮身体。

验案2

胡某,男,6岁,2022年11月11日初诊。

主诉 形体消瘦1年余。

现病史 患儿1年前因过食汤圆后出现食欲不振,食量较前明显减少,近一年来明显消瘦,曾于外院诊治,予"小儿消食颗粒""小儿健脾开胃合剂"等药物治疗,食欲稍有改善,但疗效欠佳,身高、体重现均不达标。刻下:形体消瘦,面色萎黄,头发细黄,其母诉患儿不思饮食,晨起恶心欲呕,脘腹胀满,时有嗳气,身困,夜卧不安,小便尚可,大便干稀不调,舌淡苔白腻,脉沉。

诊断 中医诊断:疳证(疳气);西医诊断:营养不良。

治则 调理脾胃,理气和中。

治疗 针刺上脘、中脘、建里、内关、足三里,平补平泻,留针30 min;快针刺脾俞、胃俞、华佗夹脊穴(第7～17椎);三棱针点刺四横纹,挤出少许黄色黏液,嘱患儿忌食甘甜厚腻之品。

2022年11月14日二诊。治疗后,其母诉患儿食欲较前明显改善,患儿自觉脘腹胀满减轻,时有恶心欲呕,大便稍干,寐欠安,舌淡苔白,脉沉。前方加公孙、支沟、阴陵泉平补平泻,快针加刺肾俞,又予三棱针点刺四横纹,挤出为血色清液。

2022年11月18日三诊。其母诉,患儿针后食欲大致正常,面色较前红润,脘腹胀满已除,未再有恶心欲呕之感,时有便溏,寐安,舌淡苔白,脉沉。前方去内关、公孙、支沟,加神阙、关元灸盒灸15 min,停三棱针点刺四横纹。

方已中的,效不更方,续予上方加减调治3月余,患儿身高、体重均有上升,病告痊愈。

按 语

疳积,疳之含义,自古有两种解释:一是"疳者甘也",是指过食肥甘而致疳证;二是"疳者干也",是指气液干涸,形体羸瘦。前者言其病因,后者述其病机、主症。病位在脾胃,正如《小儿药证直诀·诸疳》所说:"疳皆脾胃病,亡津液之所作也。"故治疗以健运脾胃为主,因初期以积为主,则治以消导。本案患儿饮食无度,过食汤圆,汤圆乃肥甘不易消化之物,食物不化,停积中焦,脾胃受损,水谷精微化生气血不足,形体失于濡养,故见形体消瘦、面色萎黄、头发细黄、身困;食积中焦,胃失和降,脾胃失和,故食欲减退,不思饮食；胃气逆于上，受纳腐熟功能失常，晨起恶心欲呕，时有嗳气；脾失运化，升降失常，脾虚肝郁，中焦气机郁滞，则脘腹胀满；《内经》云"胃不和则卧不安"，胃肠不适，且积久内生郁热，心肝之火内扰，则夜卧不安；清气不升则便溏，浊气不降则便秘，故大便干稀不调。虽有诸多症状但仍属初期，故治疗以消积导滞为主。考虑患儿年龄可接受留针，故予腹部诸穴加内关、足三里健脾助运、降逆止呕，以三棱针点刺四横纹，挤出黄色黏液，增强化积功能，兼泻腐浊，以获得首诊较佳疗效。因患儿恶心反复，遂加配公孙以求母子配伍，显著改善恶逆之征，更有理气宁心之效，使患儿寐安；取支沟、阴陵等穴旨在滋阴软便，余取穴加减皆在脾肾同调，先后天共补，行气助运化，补虚泻实；三诊起予灸法旨在补中健运，和中益脾。全方虚实兼顾，消补并施，消不伤正、补而不滞，使食消脾自健，脾健食不积，积化疳自除。

四 小儿咳嗽

验案 1

吴某,女,7岁,2021年11月27日初诊。

主诉 咳嗽咳痰5天。

现病史 患儿5天前因受凉出现咳嗽,初起无痰,有轻度鼻塞,次日出现咳痰,咳声重着,流清涕,后症状逐渐加重。现症见:咳嗽,咳白痰,咳声重着,咳嗽较剧,严重时有咳喘声,咳嗽以夜间明显,多在入睡后2小时及晨6点左右最为剧烈,伴鼻塞流清涕,无明显发热畏寒,无气促,咳后无明显鸡鸣样回声,无咳血。食纳可,夜寐欠安,咳嗽,二便调。

体格检查:神清,精神稍萎靡,咽红,扁桃体无明显肿大,未见脓性分泌物,心脏无殊,双肺呼吸音粗,支气管处可闻及湿啰音,腹软,无压痛及反跳痛。查舌淡,苔白,脉浮紧。

辅助检查:血常规:白细胞:$11.4\times10^9/L$,中性粒细胞:$9.5\times10^9/L$。胸部X线示:支气管炎。

诊断 中医诊断:咳嗽病(风寒证);西医诊断:支气管炎。

治则 疏风散寒,宣肺止咳。

治疗 取中府、列缺、膻中、迎香、百会、太渊、丰隆、肺俞针刺每日一次,平补平泻,每次30 min;艾灸隔日一次。

2021年11月30日二诊。经针灸治疗后,患儿咳嗽明显好转,痰量减少,咳痰色黄,稍流涕,晨起明显,涕色黄。患儿症状好转,针刺频次改为隔日一次。

2021年12月6日三诊。患儿现咳嗽较少,无咳痰流涕等不适,已愈。

按　语

咳嗽是小儿肺部疾患中的一个常见症候,是呼吸道的一种保护性反射动作,可见于多种呼吸道和肺脏病症中,无论外感、内伤所导致的肺失宣降清肃者,都可以发生咳嗽。本病为冬季节感受寒邪引起的,由普通的感冒进展为支气管炎,主要辨证要点有咳嗽咳痰、夜间严重、由细菌感染导致,从辅助检查也可佐证此特点。中医属于风寒证,治疗上,选取手太阴肺经之中府、列缺、太渊(原穴)以宣肺,膻中以宽胸理气止咳化痰,迎香以通鼻窍,百会以调和诸脏腑,丰隆以化痰,另与肺俞穴处艾灸以温肺化痰,诸穴配合,共奏疏风散寒,宣肺止咳之功。

验案 2

李某,男,10岁,2021年4月18日初诊。

主诉　反复咳嗽1月余。

现病史　患儿幼时常发湿疹,1月余前外出公园踏青后出现咳嗽,反复发作,呈阵发性,晨起明显,外出受风后易打喷嚏、咳嗽,运动或兴奋大笑后易加重,干咳无痰,夜间较明显。患儿胃纳一般,食欲欠佳,夜寐尚可,大便稍干,小便调。

辅助检查:神清,精神可,咽红,扁桃体无明显肿大,未见脓性分泌物,心脏无殊,双肺呼吸音不粗,未闻及明显干湿啰音,腹软,无压痛及反跳痛。查舌红,苔白,脉细数。

诊断　中医诊断:咳嗽病(阴虚证);西医诊断:过敏性咳嗽。

治则　滋养肺肾,润肺止咳。

治疗 列缺、曲池、血海、三阴交、膻中、太渊、太溪,针灸每日一次,平补平泻,每次 30 min。

2021 年 4 月 28 日二诊。咳嗽好转,频次变低,湿疹无明显发作,可暂停针刺。

建议配合冬病夏治、冬病冬治穴位贴敷治疗,坚持治疗三年以上。

按 语

中医古籍中对本病有专门记载。如《幼幼集成·咳嗽证治》指出:"凡有声无痰谓之咳,肺气伤也;有痰无声谓之嗽,脾湿动也;有声有痰谓之咳嗽,初伤于肺,继动脾湿也。"说明咳嗽虽然是一个证候,但咳和嗽在含义上是不同的。但二者又多并见,故多通称"咳嗽"。《景岳全书·咳嗽篇》谓:"咳嗽之要,止唯二证,何为二证?一曰外感,一曰内伤而尽之矣。""内伤咳嗽,先伤他脏,故必由他脏累及肺"。可见外感咳嗽,是病起于肺,而内伤咳嗽,则系其他脏腑先病,累及于肺所致。该患儿既往常发湿疹,为过敏性体质,病灶在肺肾。春季花粉季时易诱发过敏,出现过敏性咳嗽,特点为夜间明显、干咳无痰、受刺激易加重,观患者症状贴合,故诊断。治疗上,取列缺、太渊以润肺止咳,膻中以宽胸理气止咳,曲池、血海、三阴交以滋阴补血祛风润肠,太溪以补肾益气,并配合冬病夏治、冬病冬治穴位贴敷以培补肺肾,诸穴同取,共奏滋养肺肾、润肺止咳之功。

五　小儿积滞

验案 1

唐某,男,11个月,2022年8月3日初诊。

主诉　不思饮食半月。

现病史　家属诉患儿近半月来出现胃纳欠佳,不思饮食,食而乏味,伴脘腹胀满,晨起口臭,嗳气酸臭,面色欠华。经询既往患儿白天奶量为一日四次,每次200 mL左右,辅食一日两顿,食肉类居多。近半月患儿奶量减少,每次100 mL左右,喜哭闹,夜间明显,哭声洪亮,喜趴睡;大便日一行,量中,味酸臭,质偶干,小便调。

体格检查:神清,精神可,面色红润,心肺无殊,腹尚软,无明显压痛及反跳痛。舌淡红,苔白稍厚,脉数。

诊断　中医诊断:小儿积滞(乳食伤脾证);西医诊断:消化不良。

治法:消积导滞,调理脾胃。

治疗　取中脘、下脘、天枢、大横、梁丘、足三里、上巨虚,快速针刺,平补平泻,不予留针,隔日一次;配合王不留行籽耳穴贴压(神门、脾、内分泌、肝),两耳交替贴压。

2022年8月11日二诊。患儿现奶量增加,每次约150 mL,每日总奶量500～600 mL,无明显脘腹胀满、口臭等,面色转红润,大便质尚可,夜寐较安。停耳穴贴压。

2022年8月20日三诊。现每日总奶量保持在700 mL左右,辅食荤素搭配较均衡,大便正常,睡眠较好。已愈。

按 语

小儿积滞是指小儿因伤乳食,导致乳食停滞不化,表现为不思乳食,食而不化,体重不增等表现。积滞久不消除,则易转化为"疳",故而有"无积不成疳""积为疳之母"。本病案之小儿积滞是喂养不当引起的,喂养时奶量过大,损伤脾胃,积滞内停,无法运化,致使产生本病。治疗上,取中脘、下脘、足三里以健脾益胃,天枢、大横、上巨虚以清肠助便,梁丘以助消化,考虑患儿年龄较小,均选用快刺,针对夜间哭闹可用耳穴贴压,每日刺激3~4次,每次每穴20~30下;诸穴配合,共奏消积导滞、调理脾胃之功。

验案2

王某,女,3岁,2022年10月17日初诊。

主诉 腹泻1周。

现病史 家属诉患儿今年9月入学幼儿园,进食量大,且多食甜食等,自1周余前出现腹泻,日3次,大便常夹有食物残渣,气味酸臭,或如败卵,未见黏液脓血,伴有脘腹胀满,便前腹痛,泻后痛减,腹痛拒按,嗳气酸馊,无发热呕吐等不适。患儿食欲减退;夜寐欠安,不易入睡,睡后易醒,偶有哭闹;小便略减少。

体格检查:神清,精神可,面色红润,心肺无殊,腹痛拒按。舌红,苔白厚腻,脉滑。

诊断 中医诊断:泄泻病(伤食泻);西医诊断:腹泻。

治则 健脾消积止泻。

治疗 取中脘、天枢、大横、梁丘、足三里、上巨虚、阴陵泉、三阴交、太溪,快速针刺,平补平泻,不留针,隔日一次;配合消食贴以消食化滞(每日一贴,睡前贴敷)。

2022年10月23日二诊。现泄泻好转,日1~2行,质成型,无明显食物夹杂,味无酸臭。患儿对针刺接受度尚可,改留针,平补平泻,每次20 min,隔日1次,继续坚持3次。

2022年10月29日三诊。患儿现排便每日一行,量质味均正常。嘱适量饮食,少食甜食,若有积食表现可继续用消食贴贴敷或消食颗粒口服。

按 语

本病主诉为腹泻,因饮食不节引起,属于小儿积滞症状之一,诊断为伤食泻,表现为大便次数增多,常夹有食物残渣,气味酸臭,便前腹痛,泻后痛减,腹痛拒按,嗳气酸馊,脘腹胀满,夜卧不安等。患儿因入学幼儿园后进食量增加,且存在口味变重,喜食甜腻油炸食品,肥甘厚味滋腻碍胃,脾胃运化失调,湿浊内生,邪留肠道,表现为腹泻。治疗上,取中脘、足三里、梁丘以健脾助消化,天枢、大横、上巨虚以调肠止泻,阴陵泉、三阴交、太溪以滋阴益气,诸穴配合,共奏健脾消积止泻之功。

六 遗尿

验案 1

王某,男,5岁,2020年3月2日初诊。

主诉 患儿一周尿床3~4次,每于清晨4、5点钟尿床。

现病史 患儿自2月前无明显诱因下出现清晨尿床,尿量少,尿后即醒。劳累后偶出现尿后不醒的现象。家长诉患儿抵抗力差容易感冒,一年感冒十余次,且患儿容易出汗,动则汗出。患儿食欲一般,夜寐尚安,小便清长,大便规律。舌淡苔薄白,脉沉细。患儿于外院查尾骶部CT示无异常。

中医诊断:遗尿(肺脾气虚)。

治则 健脾益肺,固摄膀胱。

治疗 针刺肾经、膀胱俞、脾俞、肺俞,用捻转补法,针刺百会穴,各穴留针30分钟。灸关元穴与八髎穴。

二诊时患者治疗后遗尿频次明显降低,一周尿床2~3次。故按上法继续治疗。

治疗10次后复诊,患儿遗尿时间从清晨4、5点延后至6点左右,时常能够自行醒来去卫生间小便,偶有遗尿现象。

按 语

遗尿是指3周岁以上小儿在睡眠中不知不觉小便自遗,醒后方觉的一种病症。遗尿的文献记载最早见于《黄帝内经》:"膀胱不利为癃,不约为遗溺。"指出遗尿是膀胱不能约束所致。本病病位在膀胱,病机为先天不足、后天失养。先天不足多见于患儿先天肾气不足,下元虚冷;后天失养多见于患儿后天喂养失当,脾肺气虚。遗尿的主要证型分类有肺脾气虚型、肾阳不足型、心肾不交型、肝经湿热型。案例中该患儿属于肺脾气虚型。主要症状为经常感冒,面色少华,日间尿频量多,大便溏薄。治法方面补肾经、膀胱俞可温补肾气、固涩下元,针刺百会可升阳举陷,补脾经、补肺经可补肺脾之气虚,艾灸关元及八髎穴以温补肾气,固涩下元。

验案 2

陈某,男,5 岁,2021 年 2 月 9 日初诊。

主诉 患儿出现尿床现象 1 年。

现病史 患儿 1 年前无明显诱因下出现尿床,尿量多,尿后不醒。白天尿量中等色偏黄,气味重。家长诉患儿脾气暴躁,情绪容易激动,口臭,眼睛干痒,睡梦中时常流涎伴磨牙。胃纳佳,夜寐安,大便干硬难解,伴肛门红肿疼痛,便后出血。查舌红,边尖有芒刺,舌苔黄厚。脉数。

诊断 中医诊断:遗尿(肝经湿热证)。

治则 清热利湿、泻肝止遗。

治疗 针刺肾俞、膀胱俞,用捻转补法并留针 30 min。擦腰骶部以透热为度,针刺肝俞、心俞、小肠俞,用捻转泻法并留针 30 min。针刺百会、三阴交平补平泻留针 30 min。

二诊时患者舌红苔黄薄,口臭好转,尿床情况频次减低。故依前法继续治疗。

治疗 10 次后复诊,患儿夜尿情况好转明显,夜间能自行醒来去上厕所,偶有尿床情况但能立即醒来。无睡梦中流涎及磨牙的情况,大便前硬后软。

按 语

遗尿的主要证型分类有肺脾气虚型、肾阳不足型、心肾不交型、肝经湿热型。该患儿证型为肝经湿热型,主要症状包括小便量少色黄,性情急躁,多梦。治疗上针刺肾俞、膀胱俞可温补肾气、固涩下元,针刺百会可升阳举陷。泻肝经、小肠经、心经以清热利湿,湿热自小便而解,清热滋阴,针刺三阴交以固摄膀胱,通调水道。

七 夜啼

验案 1

陈某,女,6 个月,2022 年 12 月 3 日初诊。

主诉 每日凌晨 2 点哭啼 1 周。

现病史 患儿 1 周来凌晨 2 点出现哭啼,哭声低弱,时哭时止,伴睡喜蜷曲,腹喜按摩,无发热、畏寒,无咳嗽,无吐乳等不适。腹部 B 超检查无殊。查体:胃纳欠佳,面色少华,大便稍溏薄,小便正常。腹软,无压痛及反跳痛。舌质淡红,苔薄白,脉沉细,指纹淡红。

诊断 中医诊断:夜啼(脾寒);西医诊断:腹痛(肠痉挛)。

治则 温中健脾,养心宁神。

治疗 按揉百会、四神聪,快针刺足三里、中脘、天枢,不留针。艾灸取神阙,温和灸,以皮肤潮红为度。

2022 年 12 月 4 日二诊。患儿夜啼持续时间减少,余同前,继续治疗。

治疗 7 次后,患儿面色转红润,夜寐安,胃纳可,二便调,舌质淡红,苔薄白,脉细,指纹淡红。已愈。

按 语

肠痉挛是由于肠壁平滑肌阵阵强烈收缩而引起的阵发性腹痛,是小儿急性腹痛中最常见的情况。若为小婴儿,可从哭吵的程度和强度来了解是否存在肠痉挛。临床表现为平时健康的小儿，如果突然发生阵发性、间歇性的腹痛，而在间歇期间，又找不到异常的体征，则是本病的主要特点。引起肠痉挛的病因可能是饮食不当导致；也可能是气候变化使小儿出现肠痉挛；还可能是因为肠寄生虫毒素的刺激导致。上述的几种诱发因素都可能引起肠壁暂时性缺血，或导致副交感神经兴奋，使肠胃的平滑肌痉挛，从而引起腹痛。

本案中小儿腹部中寒，寒冷凝滞，气机不利。夜属阴，脾为至阴，喜温而恶寒，腹中有寒，故入夜腹中作痛而啼，伴睡喜蜷曲，腹喜按摩。大便溏薄，舌质淡红，苔薄白，脉沉细，指纹淡红，证属脾寒。百会、四神聪安神定志；足三里为足阳明胃经之合穴，胃之下合穴，中脘、天枢分别为胃、大肠之募穴，可健脾和胃；艾灸神阙温中散寒，诸穴共奏温中健脾、养心宁神之功。

验案 2

王某，男，12 个月，2023 年 1 月 25 日初诊。

主诉 凌晨哭闹 1 个月。

现病史 患儿 1 个月来出现哭闹，呈阵发性，夜间明显，哭声响亮，哭时面红耳赤、烦躁不宁，伴腹胀，矢气增多，无发热、畏寒，无咳嗽，无吐乳。患儿母亲孕中恣食辛辣刺激，平素饮食不节。查体：面色赤，胃纳欠佳，大便 2～3 天一行，量中质偏干，小便短黄。腹胀，无压痛及反跳痛。舌质红，苔黄薄，脉数，指纹青紫。

诊断 中医诊断：夜啼（心热）。

治则 清心降火、宁心安神。

治疗 快速针刺百会、大陵、少商，用泻法，不予留针。中冲穴浅刺出血。

2023 年 1 月 27 日二诊。患儿夜间哭闹次数减少，腹稍软，矢气较前减少,余同前,继续治疗。

治疗 5 次后,患儿夜寐安,偶有啼哭,皆因饥饿、寒冷等不适,家属处理后即可入睡。胃纳可,二便调,舌质淡红,苔薄白,脉细,基本痊愈。

按　语

现代医学中,睡眠障碍主要临床表现为入睡困难、睡眠维持困难、早醒而引起的睡眠满意度下降。可由不愉快心理事件、不舒适的外界环境引起,也普遍见于各种精神疾病及内外科疾病患者。

夜啼是婴儿时期常见的一种睡眠障碍,是指小儿经常在夜间烦躁不安、啼哭不眠,间歇发作或持续不已,甚至通宵达旦。或每夜定时啼哭,白天如常,民间俗称"夜哭郎"。本病多见于半岁以内婴幼儿。患此症后,持续时间少则数日,多则经月。多数预后良好。本病病因主要有脾寒、心热、惊恐等。本病常因寒、因热、因惊而发病,病位主要在心、脾二脏,病性有虚有实而以实证居多。

本案中患儿母亲平素恣食香燥炙热之品,火伏热郁,内居心经,胎儿在母腹中感受已偏,出生后又吮母乳,内有蕴热,心火上炎,积热上扰,则心神不安,积热下移大肠,则便干。大便秘结不通则腹胀,矢气增多。心主火属阳,故夜间烦躁啼哭。舌质红,苔黄薄,脉数,指纹青紫,证属心热。百会为督脉、足太阳膀胱经交会穴,且与脑关系密切,大陵为手厥阴心包经输穴、原穴,二穴共用有宁心安神之功;少商、中冲分别为手太阴肺经和手厥阴心包经井穴,用泻法有清心降火之功;诸穴共奏清心降火、宁心安神之功。

八 小儿便秘

验案 1

曹某,女,5 岁,2021 年 3 月 2 日初诊。

主诉 大便干结难解 2 周。

现病史 患儿近 2 周因饮食厚腻而大便干结难解,3～5 天一行,量中,偶可干结似羊屎、伴肛门出血,常伴脘腹胀痛、口臭,无发热,无呕吐,无消瘦等。患儿平素饮食偏嗜,喜肉食,饮水少。查:面色赤,胃纳可,夜寐欠安。腹胀,左腹轻压痛,无反跳痛。舌质红,苔黄厚,脉数。

诊断 中医诊断:便秘(热秘);西医诊断:功能性便秘。

治则 调理脾胃,消积导滞。

治疗 针刺大肠俞、天枢、支沟、上巨虚、照海、合谷、曲池,平补平泻,留针 20 min。取大肠、便秘点、交感耳穴压豆,每日轻轻按压 3～5 次。

2021 年 3 月 5 日二诊。初诊当日晚上排便,量多质干。昨日排便 1 次,量中,舌质红苔黄,脉数。辨证得当,守法继进。嘱患儿多喝水,多食用蔬菜及粗粮,饮食均衡。

治疗 5 次后,患儿大便 1～2 日一行,粪质软,无脘腹胀痛。面色红润,夜寐安,舌质淡红,苔薄白,脉数。已愈。嘱其继续保持均衡饮食,养成良好排便习惯。

> **按　语**
>
> 便秘是指大便秘结不通，排便次数减少或时间延长，或大便艰涩不畅的一种病症。现代医学认为，便秘包括器质性便秘与功能性便秘两大类。功能性便秘是指结肠、直肠未发现明显器质性病变而以功能性改变为特征的排便障碍，占儿童便秘的90%以上。其发生可能与肠道刺激不够、肠动力缺乏而引起的肠黏膜应激力减弱有关。
>
> 中医认为便秘的常见病因有饮食因素、情志因素、燥热内结及正虚因素等。其主要病位在大肠，常涉及脾、肝、肾三脏，病机关键是大肠传导功能失常。本案中小儿过食厚味，致肠胃积热，耗伤津液，肠道干涩失润，故粪质干燥，难以排出，腹中胀痛。积热熏蒸于上，故口干口臭；热盛于内，故夜寐欠安。舌质红，苔黄厚，脉数，均为热已伤津化燥之征。天枢为大肠的募穴，与大肠俞同用为俞募配穴法，上巨虚为大肠之下合穴，合谷为手阳明大肠经原穴，共用可通调大肠腑气，腑气通则大肠传导功能复常；支沟宣通三焦气机，照海滋阴，取之可增液行舟；合谷、曲池分别为手阳明大肠经原穴、合穴，合谷升而能散，曲池走而不守，诸穴共奏调理脾胃、消积导滞之功。

验案2

庞某，男，4岁，2022年11月16日初诊。

主诉　排便不畅1个月。

现病史　患儿1个月前病后出现大便3～4天一行，量中，大便不干燥，时有便意，但努挣难下，偶感神疲乏力，无发热，无呕吐，无腹痛、无消瘦等不适。查体：体型瘦削，面白，胃纳欠佳，夜寐可，腹稍胀，无压痛及反跳痛。舌质淡，苔白薄，脉细弱。

诊断 中医诊断：便秘（气虚证）；西医诊断：功能性便秘。

治则 健脾益气，润肠通便。

治疗 针刺大肠俞、天枢、支沟、脾俞、胃俞平补平泻，留针20 min。艾灸取关元穴，温和灸，以皮肤潮红为度。取大肠、便秘点、交感耳穴压豆，每日轻轻按压3~5次。

2022年11月18日二诊。患儿初诊次日排便1次，量多，粪质软。胃口较前好转，腹软，继续治疗。

10次治疗后，患儿大便1~2日一行，无艰涩不畅，腹软，面色转红润，胃纳可，舌质淡红，苔薄白，脉细。痊愈。

按 语

便秘确诊后要注意排除器质性疾病引起的便秘，包括先天性巨结肠、机械性肠梗阻等。功能性便秘的基础治疗有排便习惯训练，合理饮食，足量饮水，增加活动量，心理、行为治疗等。药物治疗常使用导泻剂，促动力药物，微生态调节剂等。

本病应以八纲辨证为纲，首先重点辨别实证、虚证，实证多由乳食积滞、燥热内结和气机郁滞所致，一般病程短，粪质多干燥坚硬，常腹痛拒按。虚证多因气而不足，肠失濡润，传导无力引起，一般病程长，粪质虽不甚干结，但多欲便不出或便出不畅。本病以润肠通便为基本法则。临证时宜根据病因不同，分别采用消食导滞、清腑泄热、疏肝理气、益气养血等治法。

本案中小儿病后体虚，正气未复，气虚则大肠传导无力，便下无力，使排便时间延长，形成便秘。天枢为大肠的募穴，与大肠俞同用为俞募配穴法，上巨虚为大肠之下合穴，三穴共用可通调大肠腑气，腑气通则大肠传导功能复常；支沟宣通三焦气机；脾俞、胃俞、关元健脾益气和胃，诸穴共奏健脾益气、润肠通便之功。

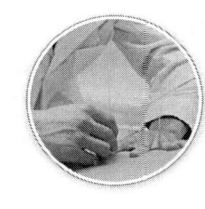

第六章 五官科病证

一、急性结膜炎

验案 1

魏某,男,28 岁,电器维修工,2017 年 5 月 18 日初诊。

主诉 双眼红肿、疼痛、流泪、畏光 4 天。

现病史 该患者于 4 天前因长期焊接电路板后,两眼先后出现发红,继而肿痛,流泪,怕光,有异物感。经当地社区卫生院诊断为急性结膜炎,用消炎眼药水(具体不详)滴眼,至今未见明显效果,经人推荐来就诊。

检查:双眼结膜鲜红色充血(穹隆部明显)、水肿,有黏液性分泌物。舌红、苔薄黄,脉弦滑。

诊断 中医诊断:赤眼(风热上扰);西医诊断:急性细菌性结膜炎。

治则 疏风散邪,清热解毒。

治疗 取睛明、太阳、风池、耳尖。睛明穴用 0.25 mm×40 mm 之毫针,快速破皮,缓缓进针至有明显得气感(眼球感觉酸胀),留针,不做提插捻转以免出血。太阳穴用 0.30 mm×40 mm 毫针,直刺进针 0.8 寸,至得气后(酸胀感觉向四周扩散),用紧插慢提之泻法,反复操作 30 s 左右,留针。风池以 0.30 mm×50 mm 之毫针,针尖向同侧目外眦方向刺入,进针约 40 mm,小幅度捻转提插至局部得气并促使针感向前额部或眼区放散,留针。上述三穴均取双侧留针 30 min 左右。太阳穴出针后,挤出血 3~5 滴。

耳穴,于上穴取针后,以细三棱针或刺血针,点刺出血5～10滴。在太阳和耳尖放血后,患者即诉眼部不适及畏光等症状即刻减轻。

隔日复诊时,红肿已明显消退,异物感消失,流泪及畏光症状明显好转。继用上法治疗一次,症状体征均消失,获得痊愈。

按 语

急性结膜炎系细菌或病毒所致的急性结膜炎症,为常见的外眼病。针灸治疗多用于急性细菌性结膜炎(又称急性卡他性结膜炎),临床上均具有睑球结膜及穹隆部结膜明显充血眼有灼热感及轻度异物感,分泌物大量产生,及畏光、流泪等症状,双眼痒涩、有异物感或灼热感,一般不影响视力。由于本病属热、属实,所以多主张以泻法为主。本法治疗的关键有两个,一是要求得气后手法的应用,其中,风池穴是一个易发生事故的穴位,针刺前应当熟悉局部解剖,在运用手法时要特别注意,不可乱刺乱捣,须轻提慢插反复施行,才能引发气至病所的针感。如难以引出,则不可强求。太阳穴手法也不可粗暴,易引起颞部胀痛、牙关不适等后遗针感。二是掌握出血量,可根据病情轻重及病情缓解程度来定多少。急性发作期及病情重者,可适当多放血;反之,少放,宜应用时分别对待。另外,慢性患者,易于复发,一是在症状控制后,尚须巩固治疗一个阶段;二是嘱咐患者注意平时调摄。

验案2

洪某,男,42岁,铸件厂电焊工人,2019年11月17日初诊。

主诉 两目干痛16小时。

病史 患者昨日加班赶工长期电焊作业,不慎被电光照射,引起两目干痛,流泪,不能入睡。

检查：两眼球膜充血，流泪，视物模糊，畏光。舌暗红、苔薄黄，脉弦数。

诊断 中医诊断：电光伤目（痰瘀化火）；西医诊断：电光性结膜炎。

治则 疏经通络，清热解毒。

治疗 取穴攒竹、睛明、太阳、翳明（翳风后1寸，耳后乳突下方）、合谷。睛明以0.25 mm×40 mm毫针，直刺1.0～1.4寸，以眼球有明显酸胀感和泪出为宜；余穴用0.25 mm×40 mm毫针，攒竹穴宜透刺至鼻根按之凹陷处，行捻转泻法；太阳向率谷方向斜刺进针，用捻转加小幅度提插之泻法；翳明穴向同侧瞳孔方向斜刺进针1.4寸左右，反复施行提插泻法，使针感往眼区放射；合谷针刺时针尖朝向肩部，得气后用泻法。均留针30分钟。太阳穴取针后，挤出血4～5滴。当晚睡眠即可。

次日疼痛已止，但两眼仍干涩畏光，又如前法行针1次，遂愈。

按 语

电光性结膜炎多因处于电焊、高原、雪地及水面反光等强烈紫外线照射环境而又防护不当造成，一般于照射后3～12小时发病。早期表现为异物感，眼胀及灼热感，视物模糊。进而出现患眼剧烈刺痛、畏光、流泪及眼睑痉挛，同时伴有颜面部灼热和疼痛。眼睑皮肤潮红，结膜混合充血和水肿，角膜混浊，角膜上皮点状或片状剥脱，荧光素染色呈点状着色，是一种常见的眼部急症。在针刺为主的基础上，指压揿针法、刺血及其他一些穴位刺激法，不断被用于本病的治疗。研究还发现，两种或以上穴位刺激法结合使用，疗效可能更佳，如发现耳针再配合体针，可进一步提高疗效。由于本病属热、属实，所以多主张以泻法为主。一般而言，首次取穴不必多，但务求针感明显，手法可重一些。睛明穴是一易发生皮下血肿的穴位，如无一定把握，可先不取；攒竹穴宜沿皮透刺至鼻根按之凹陷处，角度不可太大，以免因针体过粗刺入眶内而发生血肿；翳明穴不易引出向眼区放散的针感，要反复操作才可能出现，如不出现亦不必强求。太阳穴在去针时,可先退至皮下复直刺进针 5 分并提插数下,出针后立即挤出血数滴。另外,可嘱患者于针后,以消毒鲜牛奶滴数滴于患眼,以加强疗效。

二、睑腺炎

验案 1

刘某,女,24 岁,银行职员。2019 年 3 月 7 日初诊。

主诉 左眼睑肿痛 2 天。

现病史 2 天前熬夜后晨起发现左侧下眼睑红肿,疼痛难忍。

检查:左下眼睑肿胀,皮肤发红,下眼睑缘偏外有一小硬块,局部隆起,未化脓。另查患者背部发现左侧肝俞穴处有红色丘疹。舌红、苔薄黄,脉弦细数。

诊断 中医诊断:麦粒肿(肝阴虚火旺);西医诊断:外睑腺炎。

治疗 取双侧眼、耳尖(均为耳穴),穴区严格消毒后以 0.30 mm×13 mm 毫针快速刺入 1～2 分,留针 30 min。出针时,耳尖穴挤出血 5～10 滴。太阳穴,以 0.25 mm×40 mm 毫针略向斜上方向平刺,进针 0.8 寸左右,得气后用捻转泻法运针 1 分钟,留针 30 min,取针后,挤压出血 3～5 滴。合谷穴以 0.25 mm×40 mm 毫针,进针 1～1.4 寸,得气后留针 30 min。另于背部肝俞穴刺络拔罐,针后即感疼痛明显减轻,局部轻松。

隔日来诊,诉红肿已于次日消退,目前局部已无不适感觉,症状消失,一次见效。为防止复发,再以上法治疗 1 次。

按 语

睑腺炎,又称麦粒肿,是指睑板腺或睫毛毛囊周围的皮脂腺受葡萄球菌感染所引起的急性化脓性炎症,分外睑腺炎和内睑腺炎两类。均以局部红肿、疼痛,出现硬结及黄色脓点为主要临床表现。本病中医称"针眼",此病名见于清代《医宗金鉴》,或称"偷针""偷针眼"。古代在治疗上,多采用挑刺法,也有用穴位敷贴法等。现代针灸治疗本病,方法多样,诸如穴位激光照射、腕踝针、穴位贴敷、刺血、灯火灸、耳穴埋针、皮肤针叩刺、挑治等,针灸(包括各种穴位刺激法)对睑腺炎的疗效是确切的,可促使未成脓者自行消退,已成脓者促进排脓。同时发现,病程长短与针灸疗效密切相关,以初期眼睑出现红、肿、热、结、痛时,效果较好,至成脓期效果稍差,以发病 7 天内,尤其是前 4 天效果最佳。

验案 2

郑某,男,31 岁,健身教练,2019 年 3 月 7 日初诊。

主诉 右眼睑红肿 1 天。

现病史 1 天前无明显诱因出现右侧上眼睑红肿,疼痛难忍。

检查:右上眼睑肿胀,皮肤发红,上眼睑缘正中有一小硬块,局部隆起,未化脓。另查患者右侧肩部三角肌当臂臑穴处有红色丘疹。舌红、苔薄黄,脉弦滑。

诊断 中医诊断:麦粒肿(肝胆火旺);西医诊断:外睑腺炎。

治疗 取双侧眼、耳尖(均为耳穴),穴区严格消毒后以 0.30 mm×13 mm 毫针快速刺入 1～2 分,留针 30 min。出针时,耳尖穴挤出血 5～10 滴。太阳穴,以 0.25 mm×40 mm 毫针略向斜上方向平刺,进针 0.8 寸左右,得气后用捻转泻法运针 1min,留针 30 min,取针后,挤压出血 3～5 滴。合谷穴以 0.25 mm×40 mm 毫针,进针 1～1.4 寸,得气后留针 30 min。右侧臂臑穴以 0.30 mm×40 mm 毫针,进针 1～1.4 寸,行提插泻法,得气后留针 30 min。针后即感疼痛明显减轻,局部轻松。

隔日来诊，诉红肿已于次日消退，目前局部已无不适感觉，症状消失，一次见效。为防止复发，再以上法治疗1次。

按 语

麦粒肿一般属热、属实，所以多主张以泻法为主。笔者发现此病患者多可于背部督脉、膀胱经处及肩臂处发现阳性反应点（红色丘疹、毛孔变大、压痛等），在原主穴基础上加刺激此类阿是穴，每可取得满意效果，一般以刺络拔罐、凉泻法刺激，立竿见影。

三 眼肌痉挛

验案 1

贺某。女,48 岁,保险销售,2017 年 8 月 14 日初诊。

主诉 双侧上眼睑抽动 3 月余。

现病史 3 月余前因工作压力大出现双侧上眼睑不自主抽动,以左侧明显,并逐步加重,发作频繁,休息时略有减轻,遇劳则甚。影响手机、电脑等电子屏幕的使用,早起尚可,午后或疲劳后加重。外院诊断:眼肌痉挛,予西药对症治疗效不显。最近,双侧上眼睑抽动日益加重,难以睁眼视物,已无法工作和严重影响日常生活。兼见头晕头痛。纳可便调,夜寐尚可。

检查:双眼上胞睑时有牵拽跳动,不能自控,胞睑皮肤正常,眼外观端好。左右裸眼视力 0.8、1.0,双侧瞳孔等大等圆,对光反射存在,眼底正常。舌质红苔薄白,脉细略弦。

诊断 中医诊断:胞轮振跳(肝阳上亢);西医诊断:眼肌痉挛。

治疗 取阳白、印堂、鱼尾(目外眦外方约 0.1 分处)、攒竹,选用 0.25 mm×(25~40) mm 毫针。阳白穴,针尖向鱼腰穴方向平刺,进针 0.8 寸,行捻转手法,使局部产生热胀;鱼尾穴平刺透鱼腰;在攒竹穴上 5 分处进针,平刺透至向鱼腰,均捻转得气后留针。风池穴向同侧目外眦进针,用徐入徐出之导气法,促使针感向额部或眼区放射,留针。头临泣,平刺透向目窗穴。三间,直刺 1.4 寸,较大幅度提插至明显得气。攒竹与阳白(或)为一对,接通电针仪,疏密波,必须要将频率调至额部肌肉有节律地明显向上提拉收缩的感觉,强度以患者可耐受为度。留针 30～40 min。每周 3 次,连续治疗 2～4 周。患者采用上方治疗,首次针刺去针后眼睑抽动,暂时消失,但不久又复发,继续依上法治疗,3 次基本得以控制,抽搐逐渐变疏,不再畏光,可以较长时间应用电脑。遂因工作过忙而停治。1 个月后,复诊,自诉因一次加班工作时间过长,加之久视电脑后,症状复发如旧,因无法接触电脑乃至纸质文件,已病休在家。继用上法,因患者每次发作时双侧颞部胀痛,增取双太阳穴,以 0.25 mm×25 mm 针直刺,并嘱其坚持规律治疗,针后即感症状又复减轻。治疗两周后,眼睑抽动基本控制,已可正常工作。改为每周 1 次以巩固疗效。随访至今再未复发。

按 语

眼肌痉挛,又称睑痉挛,是一种原因不明的面神经支配区肌肉出现不能自主的痉挛性病症。多单眼发病,也有两眼同时发生。表现为眼轮匝肌阵发性、频繁地抽搐,时作时止,严重时往往难以睁眼,影响视物,并可伴畏光等。劳累或用眼较多时症状加重。中医学中,本病称胞睑振跳,在古代医学文献中,针灸治疗本病,首见于《针灸甲乙经》。现代针灸治疗本病以体针为主,在取穴上以眼区穴结合远道穴多见,在刺法上则有排刺和二龙戏珠刺法等应用。此外还有针刺为主结合其他针法,如耳针、刺络拔罐、穴位注射、电针等,近期及远期效果较为肯定。

验案 2

乐某,男,24 岁,休息在家。2021 年 5 月 18 日初诊。

主诉 双眼难睁两年半。

现病史 患者于 2019 年 10 月初,出现左眼自发性跳动,未加重视。半个月后,未见好转,且转为双眼间歇性抽动。即至眼科就诊,予多种眼药水(具体不详)点眼,配合眼部中药熏蒸等治疗1个月余未见缓解,并逐渐加重,时而因抽搐加重不能睁眼。眼科建议至本市精神专科治疗,考虑"焦虑",予抗焦虑药物(具体不详)对症治疗无效。目前已无法单独出门,经人介绍尝试针灸治疗。

检查:面容憔悴,精神焦虑,双目紧闭,眼睑抽动不止。双眼结膜及角膜均无异常,双侧视力分别为1.5和1.2。眼底正常。舌质淡尖红,苔白略腻,脉略数弦。

诊断 中医诊断:胞轮振跳(肝血亏虚);西医诊断:眼肌痉挛。

治疗 取前案效方治疗,首次治疗后,自觉睁眼时间有所延长,患者信心大增。但又以同法治疗6次,症情未见进一步改善,根据其焦虑明显过重,改风池穴为安眠穴(穴在风池与翳风穴之中点),针法同风池,加百会、四神聪。从第8次起,症情明显好转,针至12次时,可不用其父陪同,单独来门诊就诊。至第15次,眼睑痉挛基本消失,偶有发作,时间亦短,但患者焦虑仍未缓解,不能正常工作。嘱每周治疗1~2次,目前仍在门诊治疗。

按 语

眼睑痉挛症,相当于中医的胞轮振跳,多与肝血不足有关,致胞睑筋脉失养,血虚日久生风,风性动摇,牵拽胞睑而发生振跳抽搐不已。在取穴时,一是着重局部取穴,近取攒竹、鱼尾,益气补血,以促进睑胞滋养;二是中取阳白、风池、头临泣,均为胆经穴,肝胆互为表里,以抑制内动之肝风。操作上,则以透刺与电针同用。透穴刺法,著者运用三透法,即阳白透鱼腰、鱼尾透鱼腰、攒竹透鱼腰,意在"接气通经",起到一经带多经、一穴带多穴的整合作用,达到增强针感,提高其治疗作用;还能够加强表里经脉及邻近经脉的沟通,使经气流通、上下相接,促进经络气血的运行。电针法,采用疏密波使之提拉收缩局部眼肌,更有助于提高本病症的疗效。不少患者反映,经透穴配合电针之后眼睑自觉舒适异常。

四 近视

验案

赵某,男,11岁,学生。2021年6月19日初诊。

主诉 双眼视物模糊3个月。

现病史 自今年3月以来,发现注视黑板上的小字模糊不清,每于阴雨天或光线不足时为甚,但近距离看书,小字依然清晰可见。上月学校体检方知视力下降,故要求针灸治疗。既往体健,视力一直良好。父母均有近视史,其父为高度近视。查:双眼裸视力,左0.8,右0.5。屈光度数,左-0.5D,右-1.25D。眼底正常。

诊断 中医诊断:近视(肝血不足);西医诊断:近视。

治疗 取攒竹、翳明、上睛明、瞳子髎。攒竹穴可在略向内摸到眶上孔处取穴,以0.25 mm×25 mm毫针刺入,略做捻转至眼眶有明显酸胀感;翳明以0.25 mm×40 mm毫针,直刺或向同侧瞳孔方向略斜刺1.4寸,行小幅度提插捻转,针感向同侧头颞部或眼区放射为佳;上睛明、瞳子髎选用0.25 mm×25 mm毫针刺入,垂直缓慢用压刺法进针,即以拇指指腹将针柄用压力送针至眼球出现明显酸胀感为度,不捻转,如不出现针感,可略做提插。针后以攒竹、翳明穴为一对,接通电针仪,用连续波,频率200次/分,强度以患者可耐受为宜,要求眼睑上有跳动。通电30 min。去针时,非眼周穴再按上述手法操作一次。每周治疗2次。

以上方第一次针刺治疗后,患者就诉眼前发亮,即测视力:右眼升至0.7。但尚不稳定,第二次来诊时,视力又回到原位。经一月8次针治,视力稳步上升,左1.0,右0.8。两个月后,视力左右均为1.0。嘱其家长注意督促其用眼卫生。以后患者每隔1～2周来针治1次,半年后复查,视力左1.2,右0.9。1年后随访,裸眼视力仍保持左1.0,右0.9。

按 语

近视眼是一种最常见的屈光不正。表现为:远距离视物模糊,近距离视物好;近视度数高者,常伴有夜间视力差、飞蚊症、漂浮物、闪光感等,并出现程度不等的眼底退行性改变,如玻璃体变性、视盘近视弧形斑、豹纹状视网膜、黄斑病变等。还可引起头痛、眼痛、眼眶酸胀等视疲劳症状。单纯性近视,一般进行至20岁左右停止发展。病理性近视(-6.00D以上),多终身发展不停。中医学中,对此亦称"近视",或称"视近怯远""目不能远视"等。针灸治疗近视,在我国古代医学文献中,始见于《针灸甲乙经》。针灸不仅对单纯性近视有效,对病理性近视也有一定效果。但针刺疗效与疗前视力有关,疗前视力好者疗效好,差者疗效低,普遍认为0.1～0.3视力为一分界线。而且随着病程增加,痊愈率也不断下降,但都有不同程度效果;同时屈光度增加,疗效也会降低。因此,年龄愈小,治愈倾向越大,以10岁以下患者最为显著。另外,有遗传史者,疗效较差。

五 干眼症

验案 1

龚某,女,32 岁,美术老师,2019 年 8 月 10 日初诊。

主诉 双眼干涩 3 月余,出现烧灼感近 1 周。

现病史 患者 3 月余前因长期备课,长期使用平板电脑画画,自觉双眼干涩不适。点眼药水后可缓解。1 周前因熬夜导致双眼干涩症状加重,且有烧灼感,症状日渐加重。去眼科医院诊治,未见效果,转求针灸治疗。

检查:双眼球结膜潮红。经泪液分泌试验:左眼为 2 mm/5 min,右眼为 3 mm/5 min,泪膜破裂时间各为 4 秒。脉细,舌尖略红苔薄。

诊断 中医诊断:白涩症(肝阴虚火旺);西医诊断:干燥性角结膜炎。

治疗 穴取睛明、瞳子髎、攒竹、风池、迎香。睛明穴以 0.25 mm×25 mm 毫针浅刺 0.5 寸,快速破皮后,垂直缓慢进针至局部得气为度,如不得气,可略做小幅度提插探寻,但不强求。不捻转,握住针柄守气 1 分钟。瞳子髎穴,先直刺 0.8 寸,略做捻转提插,至有明显酸胀感后,运针半分钟,再提至皮下向耳尖方向平刺入 0.8 寸左右,找到针感后留针。攒竹穴向眉心透刺,针深 8 分左右。风池穴,针尖向同侧目内眦方向进针,经反复提插捻转至有针感向前额或眼区放射。迎香穴向印堂方向斜刺,进针 0.8 寸,反复提插至双眼湿润或流泪。以上诸穴针法要求针感明显,刺激宜中等度,力求达到气至病所。两侧瞳子髎、攒竹,分别接通 G6805 电针治疗仪,用疏密波,频率 60～200 次/分,强度以患者可耐受为度,所有穴位留针 30 min。每周 2～3 次。

首次针入后,患者即感双眼有泪液分泌,舒适异常。每周 3 次。治疗 6 次后,泪液分泌试验:左眼为 5 mm,右眼 6 mm/5 min。通过 2 个月治疗后,症状完全消失,经检测泪液分泌试验及泪膜破裂时间均为正常。患者害怕复发,又坚持巩固 1 个月。

按 语

干眼病,又称干燥性角结膜炎。指任何原因引起的泪液质和量异常或动力学异常,致泪膜稳定性下降,并伴有眼部不适,引起眼表病变等特征的多种病症的总称。表现为眼睛干涩、灼烧、痛痒、畏光、眼易疲劳、异物感、眼红、视力波动或视力模糊,甚至于溢泪等,情况严重可使视力严重下降。检测可见泪河变窄或中断,睑裂区角膜上皮不同程度点状脱落,角膜上皮缺损区荧光素着染。泪液分泌量低下、泪膜破裂时间缩短等。特别是随着电脑和手机的普及和生活方式、习惯的变化,干眼症发病率逐年升高,而且呈现低龄化发展趋势。干眼症归属中医"白涩症"的范畴。针灸治疗本病,在《灵枢·口问》中有类似的记录。

以上五个主穴针刺后均可促进泪液分泌。操作上,得气是关键,较难掌握的是睛明穴,如掌握不好,易引发皮下血肿。因此要求手法轻巧到位。迎香穴须斜向上深刺,往往当即有泪液分泌。本方取穴有其现代解剖学基础:眼泪来自泪腺,泪腺位于眼眶外上方泪腺窝里,瞳子髎这个穴位就紧贴着泪腺;眼泪产生后,通过泪道排泄。泪道由泪小点、泪小管、泪囊和鼻泪管组成。泪小点在上、下眼睑缘内侧各有一个,眼泪由泪小点进入泪小管,然后进入泪囊,储存备用。而睛明正好在泪小管和泪囊的附近,攒竹穴靠近泪囊。在这些穴位上行手法可以促进泪液的产生和分泌。瞳子髎和攒竹针刺再加用疏密波电脉冲,在给患者一个舒适感觉的同时,持续不断进行穴位刺激。所以本方有较好的临床疗效,能改善患者的临床症状,增加泪液分泌量,延长泪膜破裂时间,增加泪河的高度,改善角膜病变程度和眼部的耐受性,并对眼睛无不良反应,是一种依从性好的治疗方案。

验案 2

刘某,男,30 岁,检验工,2020 年 7 月 23 日初诊。

主诉 双眼干涩,视物不能持久 3 个月。

现病史 3 个月前因流水线加班,持续近距离注视产品,而致眼过劳,出现两眼干涩、胀痛、酸楚、溢泪、畏光、眼睑沉重而怕睁眼、视物模糊而难以继续工作,兼见头晕头痛、泛泛欲恶、颈肩酸痛,痛苦不堪。曾服用多种中西药物及理疗推拿等,均未见明显效果。

检查:神清体健,语言流利,双侧瞳孔等大等圆,对光反射存在。右裸眼视力 0.3,左裸眼视力 0.5,矫正视力均为 1.2,眼底正常。舌质淡红,苔薄白,脉弦紧。

诊断 中医诊断:白涩症(肝阴虚火旺);西医诊断:干燥性角结膜炎。

治疗 穴取攒竹、睛明、球后、丝竹空、肝俞、肾俞。令患者正坐位,均用 0.25 mm×(25～40) mm 毫针。毫针针身与皮肤成 15°由攒竹穴垂直刺向鱼腰,进针深度为 0.8～1.2 寸;针丝竹空穴时,亦以水平横透法透至鱼腰。二组透穴,在进针过程中应用轻巧的手法反复仔细探寻,以求得针感向眼眶内或眼角放射,要求眼眶及眼球内产生强烈的酸困重胀感或流泪为准。针后均以快速小幅度捻转略加提插手法,每穴行针约 1 分钟。针后选择同侧两组透穴为一对,接通 G6805 电针仪,用疏密波通电 30 min,眼睑上有跳动,强度以患者可耐受为宜。睛明和球后穴,直刺 0.8 寸,得气为度,略做小幅度捻转后留针。肝俞、肾俞均采用捻转补法。每周2～3次。

第一次治疗结束起针后,自觉原有的视疲劳症状当即消失,但疗效保持时间不长,次日使用手机2个多小时后,症状重现。但经2周的针灸治疗,病情逐渐好转,并得到控制,注视手机、工作的时间能持续3小时以上。患者仍坚持每周至少1次治疗,经2个多月治疗,诸症消失,每天已可正常工作7～8小时。因看电脑过长,眼部偶有酸胀时,休息后,就能恢复,不影响正常的工作学习。随访至今,未见复发。

按 语

白涩症,中医认为多因劳瞻竭视,初则损及眼区经络,致气血运行不畅;久则伤及肝肾,导致精气不能上荣于目。本方中早期以局部取穴为主,其中攒竹、丝竹空二穴,意在疏通局部经气,且用透穴之法,加强通达之力。对久病者,则加用肝俞、肾俞,取肝开窍于目,肾之精气涵养于目,肝肾同源之意。本方在操作上,有几点值得注意,一是透穴,要求操作熟练,宜快速进针,缓慢送针,避免引起疼痛;二是手法,要求用捻转加小幅度提插手法,提插幅度不可过大,动作要轻柔,这也是眼病针刺的主要手法;三是电针宜连接眼周穴,且以疏密波为佳,开始时,患者可能不太习惯,但不久就可适应。本病虽为功能性病变,但难以在短时间内获愈,要求患者长期坚持。有的要求一年以上。另外,本病症尚与患者心理因素有关,不少患者,多因此病而致情绪低落,失去信心。因此,及时与患者沟通,配合治疗也十分重要。

六 视神经萎缩

验案 1

汪某,男,48 岁,自由职业,2018 年 3 月 26 日初诊。

主诉 右眼视物模糊 10 余年。

现病史 患者 10 余年前感冒发热后,自觉右眼视力急剧下降,就诊于眼科医院诊断为视神经炎。用药物治疗未见好转。又改服中药,视力仍继续下降。后经某三级专科医院确诊为视神经萎缩,经人介绍间断求治于针灸科。

检查:双眼外观无异常,右眼裸视力 0.01,眼底检查见:视盘苍白,边界清楚,血管变细,筛板可见。VEP 示:潜伏期明显延迟,波幅降低。舌淡尖略红,脉弦细。

诊断 中医诊断:视瞻昏渺(阴虚血瘀);西医诊断:视神经萎缩。

治疗 穴取阳白透鱼腰、睛明、承泣(或球后)、丝竹空(或瞳子髎)、翳风、肝俞、肾俞、臂臑、光明。均用 0.25 mm×(25~40) mm 的毫针。丝竹空、瞳子髎、阳白略向下斜刺,进针 0.8 寸左右,得气后快速捻转半分钟,留针;眼区穴直刺进针 1.2~1.4 寸,至眼球有酸胀感。每侧翳风与丝竹穴或瞳子髎为一对,接通电针仪,连续波,频率为 2 Hz,强度以患者能耐受为度。留针 30 min。每周 2~3 次。肝俞、肾俞,用穴位注射法,每次取一侧穴,两侧交替。药用甲钴胺注射液 1 mL(0.5 mg/1 mL)注射,以 1~2 mL 一次性注射器,刺至有针感(但不必强求)后,每侧穴 0.5～1 mL。上法均于主穴取针后进行。每周治疗 2 次。10 次后,右眼视力上升至 0.1,VEP 复查示:潜伏期延迟,波幅降低。又经 3 个月治疗,右眼视力上升至 0.2。VEP 复查示:潜伏期轻度延迟,波幅降低不明显。继续治疗 3 个月,视力上升不明显,VEP 复查示:潜伏期基本正常。至今间断就诊,维持疗效。

按 语

视神经萎缩是视神经病损的最终结果,系指外侧膝状体以前的视神经纤维、视神经节细胞及其轴突,在各种病因影响下发生变性和传导功能障碍,出现视野变化,视力减退甚或丧失以及色觉障碍等临床表现。一般分为原发性、继发性和上行性三类。针灸主要治疗原发性和部分继发性视神经萎缩。原发性患者临床表现为患眼外观正常,但视力减退明显,少数患者可保留有用的视力。眼底可见视盘色淡或苍白,边界清楚,筛板可见,血管一般正常。视野多呈向心性收缩,以红、绿色视野收缩最为明显。视神经萎缩,相当于中医学的青盲、视瞻昏渺等。针灸治疗本病,在《黄帝内经》中就开始涉及。《黄帝内经》认为精气不能上灌于目,目失涵养所致,如《灵枢·口问》云:"液竭则精不灌,精不灌则目无所见矣。"《灵枢·决气》亦云:"气脱者,目不明。"针灸治疗本病,《素问·脏气法时论篇》说:"肝病者……虚则目䀮䀮无所见……取其经,厥阴与少阳。"近代研究表明,只要坚持一段时间的针灸治疗,确实能收到较好的疗效。取穴以球后、睛明、承泣、攒竹、太阳等局部穴位为主,同时配合风池、太冲、光明等远部穴位。在穴位刺激方法上,以针刺为主,亦运用头针、穴位注射、电针及耳针等方法。在针刺手法上,则强调在补法的基础上使感应到达眼区。

验案 2

施某,男,36 岁,辅警,2021 年 3 月 22 日初诊。

主诉　双眼视物模糊 17 年。

现病史　患者回忆于 19 岁时出现视力下降,当时,经当地某医院诊断为近视。随着年龄的增长,视力不断减退,且无法通过配镜矫正。曾经过本地及杭州市多家医院就诊,均无确诊。2020 年经天津某知名眼科医院经电生理测试,初步考虑为视神经萎缩(中心性损害)。进一步经磁共振检查显示:视神经颅内各段及视交叉萎缩。虽经多方求治,均未见明显效果。既往有糖尿病史(17 年)。

检查:双眼外观无异常。视力:左 0.05,右 0.01。视野检查及 OCT 检查均未见异常。脉偏细,舌尖略红苔薄白。

诊断　中医诊断:视瞻昏渺(肝肾阴虚);西医诊断:视神经萎缩(中心性损害)。

治疗　穴取睛明、球后、内关、膈俞、翳明、肝俞、足三里、脾俞、肾俞、翳明、关冲、太冲、光明、神门、太溪。睛明、球后、翳明针以平补平泻;内关、膈俞针以泻法;关冲点刺出血;太冲、光明针以泻法;肾俞、肝俞、脾俞、足三里用补法,针后加灸。留针 30 min。每周 2～3 次。肝俞、肾俞,用穴位注射法,每次取一侧穴,两侧交替。药用甲钴胺注射液 1 mL(0.5 mg/1 mL)注射,以 1～2 mL 一次性注射器,刺至有针感(但不必强求)后,每侧穴 0.5～1 mL。上法均于主穴取针后进行。每周治疗 2 次。后来治疗中,间断加用头皮针法:视区、视联络区。自觉针后视力明显上升。近期测视力:双眼均为 0.06。目前尚在治疗中。

按　语

视神经萎缩,多由视神经炎或其他原因引起视神经退行性变,多由肝肾精阴不足,不能上注于目,或气血亏耗,目失所养而成。

发病缓慢,治疗比较困难。针灸治疗,对一般病例,可获得一定的疗效,可取眼区穴位如睛明、球后等。针刺时先用左手固定眼球,然后缓慢进针,细心体察针下有无阻力,如有阻力感,应稍退出再刺入,针刺深度可达 1~1.5 寸,稍停,将针缓慢而轻轻地捻转,使针感逐渐扩散至眼球,然后缓慢退针。出针后立即用棉花球按压针孔 1~2 分钟,以防出血,切忌提插。还可调补肝肾,补养气血,取穴如肝俞、肾俞、三阴交等,针用补法,以治其本。此外如养老、光明、壳骨等穴对恢复视力,有一定帮助,均可配用。本例为难治的视神经萎缩病例,一是类型特殊:为颅内各段视神经及视交叉萎缩;二是病程长,有 17 年之久。故在取穴上增加头皮针穴,临床发现焦氏头皮针的视区穴与林氏头皮针的视联络区合用确有协同作用,为著者所喜用。在穴位注射上,二药合用起到营养神经和增加血液供应的双重作用。经短期治疗已取得较好的效果。其长期疗效如何,且拭目以待。

七 麻痹性斜视

验案 1

罗某,男,47岁,职工,2019年11月12日初诊。

主诉 左眼视物模糊、重影1月余。

现病史 患者1月余前因工作压力大突然出现视物模糊、视物有双影,因既往高血压、偏头痛病史10余年,遂自行前往本市第一医院就诊并摄头颅磁共振,除发现"腔隙性脑梗灶",脑内未见异常。经该院眼科会诊,诊断为:左眼外直肌麻痹。收住入院。住院14天,病情未见明显改善,自动要求出院。为求针灸治疗来诊。

检查:神清语利,双侧瞳孔等大,对光反射灵敏,双侧鼻唇沟对称,额纹对称,舌伸唇中,咽反射存在。双眼视力0.9,左眼外展不全,左眼内转(一),外转受限。左眼外侧视野轻度缺损;右眼活动正常。调节、辐辏反射存在,无眼球震颤。血压160/100 mmHg。舌淡红、苔薄白,脉弦细。

诊断 中医诊断:风牵偏视(肝风内动);西医诊断:外直肌麻痹性斜视。

治疗 穴取丝竹空、瞳子髎、风池、攒竹、鱼尾、光明,均选患侧穴。丝竹空、瞳子髎两穴针刺时,宜采用0.25 mm×40 mm针深刺、强刺激手法,一般垂直进针0.8~1.0寸,反复提插捻转直至局部出现明显酸胀感,并有针感向眼眶内或外眼角放射。风池向同侧眼外眦方向进针,使针感向前额部放射。攒竹与鱼尾分别向鱼腰方向透刺,光明穴取对侧或患侧,针刺得气后,提插捻转半分钟。然后以风池、丝竹空(或瞳子髎)为一对,鱼尾与攒竹为一对,分别接通电针仪,使眼睑上出现跳动,用疏密波,频率1Hz,强度以患者可耐受为宜,通电30分钟。考虑有高血压加双侧曲池。每周针治2次。首次针刺后,即觉头晕减轻,复视好转。1个月后复视消失,不用他人陪同,单独前来就诊。针12次后眼球能外展活动,针15次后眼球活动如常。嘱再巩固治疗,每周1次继治1个月,而获痊愈。

验案 2

苏某,女,38岁,2021年3月17日初诊。

主诉 右眼睑下垂伴复视1月余。

现病史 患者于1月余前因颅内占位行颅脑手术治疗,手术后出现右眼睑下垂、复视,经神经科和眼科均诊断为动眼神经麻痹。药物治疗未见好转,故求针灸治疗。

检查:右眼睑下垂,须以手指拨开视物,右侧眼球外斜,不能往内往下转动。舌淡苔腻边有齿痕,脉濡。

诊断 中医诊断:风牵偏视(血瘀型);西医诊断:动眼神经麻痹。

治疗 穴取患侧攒竹、睛明、丝竹空、阳白、风池、合谷,以25 mm×(25～40)mm毫针。攒竹、睛明直刺0.5寸,至有轻度酸胀感,丝竹空先直刺至得气,再退针至皮下,向攒竹方向透刺,阳白穴用平刺法透向鱼腰。风池向同侧眼外眦方向进针,使针感向前额部放射。针后加用电针,风池与丝竹空为一对,疏密波,留针30 min。每周3次,2周后,右上眼睑下垂消失,眼球可部分向左转动,向下转尚不能,复视明显好转。治疗12次,右眼可基本往左往下转动,复视消失。改为每周治疗2次,进行巩固治疗。前后共治

2个月,获痊愈。

按 语

麻痹性斜视是指由于神经核或神经支或眼外肌本身的病变而引起的单条或多条眼外肌完全或部分麻痹所致的眼位偏斜,同时伴有不同程度的眼球运动障碍。最为常见类型为展神经麻痹和动眼神经麻痹。展神经麻痹,表现为受累眼大度数内斜视,外转受限,严重时外展不能超过中线,有代偿头位。动眼神经麻痹表现为:受累眼上睑下垂,眼球呈不同程度的上视、下视、内收运动障碍,复视及瞳孔正常或散大。中医学中,本病称风牵偏视。针灸治疗目偏视,在古医籍文献中,在晋代的《针灸甲乙经》中即有所彧。在取穴上,以局部取穴为主,诸如睛明、瞳子髎、合谷等穴位。在方法上以单纯体针疗法为多见,尚用电针、头针、穴位贴敷、穴位注射、磁电疗法以及传统的隔核桃壳灸等,都有一定疗效。瞳子髎、风池、(足)光明同为胆经穴,而病灶所在恰为胆经循行之处。取之以疏经脉之气。攒竹与鱼尾分别向鱼腰方向透刺,以透穴而达通经接气的目的。丝竹空、瞳子髎二穴深刺、强刺激,此二穴位于病变所在处,有活血通经的作用。操作上,除了双穴深刺、透刺外,电针频率应以疏波为宜,强度则以患者能耐受为度。

八 过敏性鼻炎

验案

李某,女,22岁,学生,2020年11月17日初诊。

主诉 反复鼻痒、鼻塞、流清涕3年。

现病史 患者3年前升学来甬后每于天气变化或受凉即觉鼻痒,而连续喷嚏,阵阵发作,晨起尤剧,随即流清水样涕,鼻腔堵塞,发作频次逐渐增多。服用多种药物,但效果欠佳。今入秋以来,喷嚏频作,鼻窍奇痒,兼有头昏沉重、鼻塞、溢清涕,全身倦怠。因持续发病,影响休息学习,特来求治。

检查:一般情况可,气短音低,面白,舌淡苔白边有齿痕,脉细弱。

诊断 中医诊断:鼻鼽(寒湿犯肺型);西医诊断:过敏性鼻炎。

治疗 穴取迎香、印堂、风池、曲池、血海、大椎。均用 0.25 mm×(25～40) mm 毫针。迎香针尖朝向印堂方向沿皮斜透刺,进针 0.6～0.9 寸,至鼻腔有明显的发胀感为宜。印堂穴,以提捏法进针,先直刺入 0.5 寸,得气后针尖向下,沿皮下慢慢再进入 0.3～0.4 寸,用捻转结合提插,使针感到达鼻准头,内及鼻腔。风池向鼻尖方向进针,进针 1.2～1.4 寸。配穴,针尖略向上直刺,直刺至得气。每穴施捻转加小幅度提插平补平泻之法,继而风池与迎香为一对,接通电针仪,连续波,强度以患者可耐受为宜,持续 30 min。针毕于大椎穴上加拔火罐吸拔 10～12 min。针后患者即觉鼻腔通畅,头重缓解。每周3次,经一个疗程的治疗,症状明显减轻,又经一疗程的巩固治疗,除偶尔喷嚏外,诸症消失而告愈。此后每年三伏行冬病夏治三伏贴治疗,巩固疗效。

按 语

过敏性鼻炎是一种吸入外界过敏性抗原而引起的疾病,又称变态反应性鼻炎,属免疫性疾病。以发作性鼻痒、鼻塞、喷嚏、流涕及鼻黏膜水肿、苍白、鼻甲肿大等为其临床表现,主要特征为连续打喷嚏、流大量清水样鼻涕,有时还伴有眼结膜、上腭部甚至外耳道部的奇痒。本病的发病可呈季节性(又称花粉症或枯草热)或常年性。过敏性鼻炎中医学称为鼻鼽。早在《黄帝内经》中,就提到用针灸防治本病。除用针刺疗法外,尚有穴位注射、穴位贴敷等方法。本病多因肺经虚寒所致。迎香穴是阳明大肠经穴,肺与大肠相表里,又位于鼻旁,有通鼻窍、散风寒之效,是治鼻病的要穴;印堂,虽属经外穴,实际位于督脉之上,脉通过鼻部,取此有"经脉所过,主治所及"之意。风池,重在祛风而利五官;大椎为诸阳之会,重在温经散寒;曲池为手阳明之合,大肠与肺脏为表里,取之也可温补肺气;血海为脾经穴,取之健脾补肺敛气,含益土培金之意。除组方外,本病取效的另一关键在操作,迎香、印堂必须使针感到达鼻部。

九 声带麻痹

验案

徐某,男,41岁,教师。2022年1月13日初诊。

主诉 声嘶1月余。

现病史 患者1月余前在重庆出差,饮食辛辣并冷饮后,晨起发现声音嘶哑,自行泡服中药"胖大海"代茶饮,声音嘶哑未见明显缓解且逐渐加重,以致完全不能发声。于杭州邵逸夫医院耳鼻喉科就诊,行喉镜示:左侧声带麻痹、声带白斑。曾经多方中西药物治疗,未见明显效果,经人介绍来针灸诊治。

检查:声嘶,语音低微,构音尚清楚。脉弦细,舌偏暗苔微黄腻。

诊断 中医诊断:喉痹(热犯肺胃型);西医诊断:声带麻痹。

治疗 患者取正坐位,穴取天柱、天容、扶突、鱼际、列缺、少商,以0.25 mm×40 mm毫针,天柱穴针尖朝向喉结部,针深1.2寸左右,以徐进徐出反复提插之法促使针感向项部放散,运针1分钟左右。天容、扶突以0.25 mm×25 mm之毫针,针刺角度75°成外"八"字从甲状软骨外侧缘进针,注意避开动脉搏动处,进针约0.8寸至有鱼骨梗喉胀之感或异物感,如能传导至喉最为理想。鱼际穴快速刺入0.5~0.8寸,疾入疾出,不留针;列缺略向肘部方向刺入0.5~0.8寸;少商穴刺入1~2分。留针30分钟。少商穴,取针后放血5~8滴更佳。每周2次,治疗4次后,发音已明显改善,音量较前为大,但仍较嘶哑。又治疗1个月,病情进一步好转,音量虽轻,但不嘶哑,又经2个月治疗。声音已转为洪亮,基本同发病前。经喉镜检查,左侧声带功能恢复正常。

按 语

声带麻痹,为喉运动性神经疾病,多因神经损伤造成。单侧麻痹多见,由于发音时声带不能闭合,发音嘶哑无力。现代西医学,尚缺乏理想的治疗方法。声带麻痹,相当于中医学中的"喉痹""慢喉瘖"、声嘶等。针灸治疗本病,早见于《灵枢·忧恚无言》。目前治疗方法仍以针灸为主,其他穴位刺激法包括耳针、腕踝针、穴位注射等都有应用。本方中,天柱、天容、扶突针刺后针尖正好朝向声带位置,属于局部取穴。配穴均为手太阴肺经之五输穴,取之以疏理肺气,开启声门。在操作上,天柱要求用导气之法,促使针感向病所传导;天容、扶突要注意掌握针刺角度及深度,过深易伤及周围组织,引发意外。除声带麻痹外,本方尚可用于多种咽喉症,如声带小结、声带肥厚等。

十 耳鸣、耳聋

验案 1

盛某,女,44 岁,2022 年 10 月 10 日初诊。

主诉 右耳听力下降伴双耳耳鸣 1 月余。

现病史 1 月前看电视时,突感右耳耳中阻塞,听不清电视机声音。随即感觉双耳耳鸣如蝉,日夜不停。伴有头晕目眩、心烦失眠、腰酸腿软。经激素冲击疗法及高压氧治疗,无明显好转,遂来就诊。纳可,寐差,二便调。舌质红、苔薄黄,尺脉细数。

诊断 中医诊断:耳鸣耳聋(心肾不交、阴虚火旺);西医诊断:突发性耳聋。

治则 滋阴降火、疏通经络。

治疗 针刺角孙、听会、翳风、中渚、太冲。其中听会穴张口进针,针至酸胀感明显。隔日一次。

四诊时诉右耳听力稍有恢复,耳鸣减轻,守上法,加太溪、肝俞、肾俞、内关、神门。

针刺一月后,患者查听力已基本恢复,耳鸣基本消失,其他诸症减轻,睡眠仍欠佳。改为每周针灸 2 次,再巩固治疗 1 个月。

按 语

耳鸣、耳聋都是听觉异常的症状,既可是多种耳科疾病的综合征之一,也可单独成为一个疾病。耳聋是指不同程度的听力减退,轻者耳失聪敏,听而不真,称为重听;重者完全不闻外声,则为全聋。耳鸣,指病人自觉耳内鸣响,如闻蝉声,或如潮声,或细或暴;耳鸣常常是耳聋的先兆,正如《医学入门》所说:"耳鸣乃耳聋之渐。"耳鸣与耳聋或同时或先后出现,《杂病源流犀烛·卷二十三》谓:"耳鸣者,聋之渐也,惟气闭而聋者则不鸣,其余诸般耳聋,未有不先鸣者。"两者表现不同,但其在病因病机上互相关联,在治疗上亦基本一致。针灸治疗聋哑,早有记载,如《灵枢·厥病》载:"耳聋无闻取耳中……耳聋,取手小指次指爪甲上与肉交者,先取手,后取足。"《针灸甲乙经·手太阳少阳脉动发耳病》载:"聋,翳风及会宗、下关主之。耳聋无闻,天窗主之。"由此可见,历代医家已经掌握了针灸治疗聋哑的技术,并积累了丰富的经验。

西医将耳聋按病变性质可分为器质性聋与功能性聋两大类,按病变部位分为传导性聋、感音神经性聋与混合性聋三类。多种全身性疾病可引起耳鸣、耳聋,如高血压病、低血压病、动脉硬化症、贫血及神经症等。在针灸医疗实践中,以神经性耳鸣和耳聋为多见。

中医认为,耳鸣、耳聋与五脏皆有关:肾开窍于耳,肾虚精脱,则致耳鸣耳聋;胆足少阳之脉绕耳周,肝与胆相表里,肝胆郁火上灼耳窍,亦能致病;脾主运化,为气血生化之源,脾气不足则清阳不升,浊阴上蒙耳窍而致;心寄窍于耳,心主血脉,若心火内炽,燔灼于上,或血脉不调,气滞血瘀皆可发病;《温热经纬》说:"肺经之结穴在耳中,名曰笼葱,专主乎听。"故肺经受邪,移病笼葱,亦致失聪。总之,本证的发生,多分为内因和外因,内因常由恼怒、惊悉,肝胆风火上逆,以致少阳经气闭阻,或因肾虚气弱,精气不能上达于耳而成;外因每为风邪侵袭,壅遏清窍;亦有因突然暴响震伤耳窍引起者。治疗目标是改善耳鸣症状,恢复或部分恢复听力,治疗时须抓住辨病、辨证和及早治疗几个方面。

本案患者为中年女性,长期劳累以及情志等因素刺激,容易致肾阴虚,心火旺,心肾不交;肾开窍于耳,肾水亏损,不能滋养肝木,则虚火炎上，经气闭阻，精气不能上充于耳而致耳聋、耳鸣；肾藏精，脑为髓之海，肾气亏虚，脑髓不充，故头晕目眩；肾主骨，腰为肾之府，肾虚则腰腿酸软；心肾不交，水火不济，则心烦失眠；舌质红、苔薄黄、尺脉细数均为阴虚火旺。手足少阳经脉均绕行于耳之前后，故取手少阳经中渚、翳风，足少阳经听会，以疏导少阳经气；太冲为肝经原穴以清肝火，取其"病在上，取之下"之意。肾的背俞穴肾俞、肾经的原穴太溪，用以补肝益肾；肝俞、肾俞还可以滋养肝肾，熄风降火。诸穴相配，共同调和血脉、通利耳窍、疏导三焦、和解少阳之功。

本病的针灸治疗，越早介入效果越佳。病程日久，多为虚症，患者必须坚持较长时间的治疗，要树立战胜疾病的信心。生活要有规律，做到劳逸适度、慎喜怒，注意摄生调养，保持心态平衡，均有助于本病早日减轻或治愈。

验案2

王某，女，67岁，2021年1月26日初诊。

主诉 右耳鸣20年余，左耳鸣1月余。

现病史 患者20年前因工作劳累发作耳鸣，未及时治疗，右耳听力逐渐下降并常伴耳鸣，昼夜不减，自觉适应。1月前无明显诱因突发左耳鸣，声细如蝉，耳闷不适，晨起及夜间尤甚，伴头胀，头晕，劳累后加重，寐可，纳可，二便可。有多年颈椎病史、高血压病史，无过敏史。舌暗紫，苔白，边有齿痕，脉细。

诊断 中医诊断：耳鸣、颈椎病（气虚血瘀）；西医诊断：耳鸣。

治则 补气行血、化瘀通络。

治疗 针刺百会、足三里、血海、三阴交、太溪、听会、翳风、率谷。耳针取内耳、外耳、颈椎、枕、神门、心、皮质下。其中耳门、听宫、听会穴张口进针，针至酸胀感明显。

按 语

耳鸣一症,中医学早有记载,如《灵枢·口问》载:"耳首宗脉之所聚也,故胃中空则宗脉虚,虚则下溜、脉有所竭者,故耳鸣。补客主人,手大指爪甲上与肉交者也。"上述记载不仅对本病病因有了一定认识,对其用针灸治疗也积累了丰富的经验。

西医学中的多种耳疾都可以产生耳鸣、耳聋,外耳病、中耳病、内耳病都可引起本病。耳鸣为听觉功能紊乱所致的一种常见症状,与疲劳、睡眠、月经周期、情绪因素、头部血循环状态及内耳缺氧等都可能有关,引起耳鸣的常见耳部疾病如外耳道炎、急慢性中耳炎、咽鼓管阻塞、鼓室积液、耳硬化症、听神经瘤、梅尼埃病等。

本案患者有多年颈椎病史,经络瘀阻,脑部供血、供氧不足,故出现头晕,头皮紧张。因职业因素影响,思虑过多,劳伤心脾,心血不足,气血亏虚,耳窍失养,发为耳鸣。气虚日久,血脉运行不畅,气虚血瘀。观其舌脉,舌暗紫、边有齿痕、脉细,属气虚血瘀之象。故选用百会以升清阳之气;足三里为胃经之合穴,有强壮补益作用,配合脾经穴血海加强活血化瘀疗效;三阴交为太阴、少阴和厥阴经之交会穴,取此穴以补气养血;太溪为肾之原穴,肾主骨生髓,脑为髓海,取太溪补肾生髓;听宫为手足少阳、手太阳之会,取之以疏调少阳,开通耳窍。《百症赋》说:"耳聋气闭全凭听会、翳风。"局部刺激的方法可加强患者耳窍功能的恢复,故取穴耳门、听宫、听会、翳风、率谷,以调节耳部经气。耳门、听宫、听会三穴,可分别交替使用。耳针以内耳、外耳、颈椎、枕、神门、心、皮质下为主,调节机体阴阳平衡,促使气血运行通畅,从而疾病向愈。

治疗时采用辨病、辨证相结合的方法,根据耳鸣病因复杂、病情顽固的特点,制定形神共调、加强局部治疗、延长留针时间的治疗原则。《黄帝内经》云:"凡刺之真,必先治神。"《灵枢·九针十二原》说:"所言节者,神气之所游行出入也。"有神气则生,无神气则死;神旺则经气旺,神衰则经气衰。行针时,尤其注意得气感,以鼓动人体内在气血运行,内外结合,以静生动。

验案 3

王某,男,31 岁,2022 年 8 月 5 日初诊。

主诉 突发耳鸣 3 天。

现病史 患者 3 天前与人吵架后,突发耳鸣不绝,声如雷鸣,按之不减,伴心烦易怒,口苦咽干,二便不畅,平素性情急躁,西医治疗未见明显效果。刻见形体稍胖,面红目赤,舌质红,苔黄,脉弦数。

诊断 中医诊断:耳鸣(肝胆火盛、肝火上逆);西医诊断:神经性耳鸣。

治则 清肝泻火,宣通窍络。

治疗 针刺听会、曲鬓、角孙、听宫、翳风、风池、完骨、中渚、太冲、悬钟。耳穴取肝、胆、心、肾。中药:龙胆泻肝汤加减。

二诊时患者诉耳鸣减轻,口苦咽干减轻,察其舌质虽红,然舌苔已转薄,脉弦。三诊时患者诉耳鸣及诸症均减,神情平和。取穴耳门、外关透内关、阳陵泉。五诊时患者心情大悦,诉耳鸣已完全消失,无明显口干口苦,舌淡红,苔薄,脉弦。嘱患者注意调理情志。

按 语

耳鸣是指患者自觉耳中鸣响,而周围环境中并无相应的声源。中医古籍中还有聊秋、苦鸣、蝉鸣、耳数鸣、耳虚鸣等不同名称。《外科证治全书》云:"耳鸣者,耳中有声,或若蝉鸣,或若钟鸣,或若火煽煽然,或若流水声,或若簸米声,或睡着如打战鼓,如风入耳。"其有虚实之分,实者多因外邪或脏腑实火上扰耳窍或瘀血、痰饮蒙蔽清窍;虚者多为脏腑虚损、清窍失养所致。

耳鸣有较高的发病率,调查显示,有过耳鸣体验者占人群总数的 40%～50%,持续耳鸣 5 分钟以上者占人群总数的 20%,在老年人中约占 30%。近年来,随着社会竞争压力增大,人口老龄化加重,以及耳机、手机的普遍使用,耳鸣患者在逐年增加,成为一种严重影响人们生活的心身疾病。

针灸对治疗耳鸣、耳聋具有一定的效果,其作用机制可能包括以下几方面。①改善耳部血液循环。②提高听觉中枢皮质诱发电位波幅。③加强抗炎作用。④调整机体免疫网络失衡的作用,可增强免疫力。

中医学理论认为,肝主疏泄,足少阳胆经的循行经过耳,肝阳上亢,肝胆经火旺,可出现血压升高、耳鸣的症状。本案患者为耳鸣实证,乃因情志不调,肝气郁结上扰清窍所致。患者因暴怒伤肝,肝胆互为表里,肝胆火旺,肝火循经上扰耳窍,则耳鸣如雷;肝火上炎,则面红目赤;肝火内炽,灼伤津液,则口苦咽干、二便不畅;肝火内扰心神,则心烦易怒。察其舌质红,苔黄,脉弦数。脉症合参,当属之证候。根据针刺的"通其经脉,调其血气"的作用,取手太阳小肠经之听宫穴,手少阳三焦经之翳风穴,使针感直达病处。刺听会、耳门、曲鬓透角孙以疏通局部之经气;太冲穴为肝经原穴,行提插捻转泻法以清泻肝胆之火,取"病在上,取之下"和"盛则泻之"之意;外关透内关可调和气机与宁心安神。本病在治疗上应遵照"急则治其标,缓则治其本"的原则,早期以祛邪治标为主,后期以补虚治本为主,当邪去之后应及时固本,予以补肾填精,并适当加用通窍复聪之品,标本兼顾。

在治疗期间,嘱患者注意合理的作息规律和良好的精神调节,对本病的康复大有裨益。对肝气郁结者,尤要注意精神调理,使其心情舒畅;在治疗中可配合自我按摩疗法——鸣天鼓:双手掌心对准外耳道出口,掌跟朝上,四指弯曲散开在耳后周围,一开一合,有节奏地拍击头侧下方枕部,自感耳内有轰鸣响。每天早晚各1次,每次3~5 min。平时禁止挖耳,保持耳道清洁,避免劳倦,节制房事,对治疗和预防有积极意义。

十一 上睑下垂

验案 1

陈某,男,47岁,2019年12月24日初诊。

主诉 外伤后左眼睑下垂1月余

现病史 患者于2019年11月13日遭遇车祸外伤,急诊送至医院。诊断为:脑震荡、多处软组织疾患。经常规对症治疗后,仍有左眼睑下垂,并出现复视。现症见:神清,精神可,语言清晰流利,左眼睑下垂,无法睁眼,左眼球活动受限,眼球向外斜视,眼球不能向上、内、下方向转动,左瞳孔增大,对光反射消失,面部感觉正常,鼻唇沟对称,生理反射存在,病理反射未引出。舌淡、苔薄白、脉平,纳可,偶腹胀,寐欠安,小便调、大便干。

诊断 中医诊断:上睑下垂(脾气虚弱证);西医诊断:动眼神经损伤。

治则 健脾益气、滋肾养肝、通经活络。

治疗 针刺患侧阳白、鱼腰、攒竹、睛明、丝竹空、瞳子髎、承泣、四白、太阳、照海、申脉、太冲、足三里、三阴交。眼部穴位接电针仪"疏密波"通电20分钟。

经第1周3次治疗后,患者左眼裂稍增大,余无明显变化。第二周起针灸治疗结束后,加用揿针埋针治疗,每次两个穴位。穴取攒竹、丝竹空或阳白、瞳子髎。第二周三次治疗后,眼球可稍微向内侧移动,瞳孔对光反射仍无,仍有复视。第三周治疗后,双目视物时左眼球可向内运动至眼球正中,灯光直射瞳孔可致瞳孔轻度收缩,复视仍存在。第四周治疗结束,症状较前一周又有好转。恰逢过年又遇疫情初起,停针灸治疗,教家属行揿针治疗,嘱其在家隔日换一组穴位自行揿针埋针治疗,并用补中益气汤加减化裁。一月后患者复查,左眼睑功能基本恢复正常、眼球活动灵活;双眼共同视物时眼球运动的方向、速度基本一致,动作协调、复视症状消失,左侧瞳孔大小与右侧大致相同、对光反射灵敏。

按 语

现代医学的上睑下垂有先天性与后天性2种,先天性多因睫上睑肌发育不全,后天者多由睫上睑肌受伤或病损所致,如重症肌无力;或由支配睫上睑肌的动眼神经或支配上睑苗勒肌之交感神经麻痹时,亦出现上眼睑下垂,多为单侧。临床上常见的有动眼神经麻痹,外展神经麻痹,内直肌麻痹及眼肌型重症肌无力等。本案患者为外伤后动眼神经损伤。

中医学认为脾主肌肉,在"五轮八廓"学说中,目胞为"肉轮",属脾。眼睑下垂,当属脾虚,脾主升清,脾气不足,清气不升,故是睑无力。经云:脏腑之精气皆禀受脾上贯于目,脾虚则五脏之精气皆失所司,不能归明于目。故治疗以健脾为主。本案还有眼球运动障碍,引起复视、斜视等症状。肝开窍于目,眼球属肝,因此本病又与肝有关系。

治疗取眼周局部穴位通经活络、调和气血。阳白透鱼腰、攒竹透睛明、丝竹空透瞳子髎,达一针两穴之效。肾经的照海穴通阴跷,与肾相表里的膀胱经穴申脉通阳跷,两穴均上注于目,与眼的开阖启闭功能密切关联。三阴交属脾经,足三里属胃经,益气养血,调补脾肾,使先后天之本得固。照海、太冲滋肾阴养肝血,使肝受血而能视,肾精足而目明。肝肾同源,为先天之精与脾之后天之精相互滋养,互相促进,使眼胞目珠得精血之濡养。诸穴同用,共奏针效。后期恢复因疫情封控,不便来院行针灸治疗,用补中益气汤加减化裁,既补脾又补肾,配合局部揿针治疗,收到了良好效果。

验案 2

谢某,女,47 岁,2021 年 6 月 17 日初诊。

主诉 双侧上眼睑下垂 1 周。

现病史 1 周前患者感冒后发热,热退后两眼上睑下垂,不能睁眼,看东西时要用手指捏起眼皮,十分不便,严重影响生活起居。曾到眼科医院就诊,诊断为眼肌重症肌无力,经西医抗胆碱酯酶药物等治疗未见好转。患者身体略胖,平素精神不佳,常感困倦,嗜食生冷之品,较少运动,常感喉中有痰,行走较远路程则出现气促乏力感,胃口一般,嗜睡。

查体:双眼上睑下垂,遮蔽大部分瞳孔。上睑周围有少许瘀络,脸色偏黄,缺少光泽,面部肌肉较松弛。舌淡,苔白腻,脉滑。

诊断 中医诊断:雎目(风邪中络);西医诊断:眼肌重症肌无力。

治则 祛风活络,调和气血,健脾益气。

治疗 针刺丝竹空、阳白、攒竹、风池、百会、合谷、三阴交、足三里、丰隆、阴陵泉。隔日一次。

刺阳白以补法为主,平刺后先快速捻转,待患者觉有酸、麻、胀等针感后,针尖朝眉部,以增强经气的疏导;风池针向鼻尖,进针 1 寸后,患者即感有局部强烈麻胀感,针感逐渐向眼部方向传导,患者自觉上睑部有轻微跳动感,守气 1 分钟后进行捻转;余穴位平补平泻。出针后,患者自觉面部有轻松感,双上睑能轻提些许,稍能视物。嘱患者注意休息调养,忌食生冷之品,避风寒。

五诊时,患者精神渐佳,眼周局部瘀络消失,面色红润有光泽,已不觉困倦,双上睑上提度增加,能视较大范围景物,睡眠正常,二便调,舌淡微红,苔薄,脉缓。考虑袭络之风邪大部分已去,胞睑之血络得濡养而升提有力,脾胃得健,故能除湿解困。继续除未尽之风邪,健脾益气,使胞睑得气血濡养而功能恢复如常。加灸百会、三阴交以提升阳气,充养面部经络。

4周后双上睑提举如常,中止治疗,嘱每日轻柔按双上睑区及额部,助气血运行,巩固疗效。2月后复查未见病情变化。

按 语

现代医学的重症肌无力眼肌型、眼外伤、动眼神经麻痹均可引起上睑下垂。

上睑下垂在中医眼科书中称"雕目""侵风",重者称"睑废"。可因先天不足,或因风邪外袭,或因脾虚气弱,经筋受损所致。本案患者始于外感风邪,继而出现上睑下垂症状,病属风邪中络,经络气血运行失畅,加之患者平素困倦,嗜食生冷,常感喉中有痰,舌淡,苔白腻,脉浮滑,为脾虚湿困之象。治疗先以祛风活络、调和气血为主,兼以健脾除湿益气;后以益气固本、培补正气为主。取丝竹空、阳白、攒竹通经活络、调和局部气血;取合谷、风池以祛风通络;丰隆、阴陵泉祛湿化痰;足三里、三阴交健运脾胃、补气养血,共奏"治风先治血,血行风自灭"之效;取百会升提阳气。《眼科锦囊》载有:"上睑低垂,轻证者,灸三阴交。"三阴交为脾、肝、肾足三阴经之交会穴,能健脾益气、调补肝肾。施以灸法,以散寒温脾,取"寒者温之"之义。多穴组合,发挥固本培元、益气和血、祛风散邪之功效。经治疗后脏腑阴阳调和,经络气血得充,眼睑得濡养,故提举复常。